Dirk Engelmann

Sport und Immunität

Dirk Engelmann

Sport und Immunität

Sportlerinnen und ihre Infektanfälligkeit
unter körperlicher Ausdauerleistung

Südwestdeutscher Verlag für Hochschulschriften

Impressum/Imprint (nur für Deutschland/ only for Germany)
Bibliografische Information der Deutschen Nationalbibliothek: Die Deutsche Nationalbibliothek verzeichnet diese Publikation in der Deutschen Nationalbibliografie; detaillierte bibliografische Daten sind im Internet über http://dnb.d-nb.de abrufbar.
 Alle in diesem Buch genannten Marken und Produktnamen unterliegen warenzeichen-, marken- oder patentrechtlichem Schutz bzw. sind Warenzeichen oder eingetragene Warenzeichen der jeweiligen Inhaber. Die Wiedergabe von Marken, Produktnamen, Gebrauchsnamen, Handelsnamen, Warenbezeichnungen u.s.w. in diesem Werk berechtigt auch ohne besondere Kennzeichnung nicht zu der Annahme, dass solche Namen im Sinne der Warenzeichen- und Markenschutzgesetzgebung als frei zu betrachten wären und daher von jedermann benutzt werden dürften.

Verlag: Südwestdeutscher Verlag für Hochschulschriften GmbH & Co. KG
Dudweiler Landstr. 99, 66123 Saarbrücken, Deutschland
Telefon +49 681 37 20 271-1, Telefax +49 681 37 20 271-0
Email: info@svh-verlag.de
Zugl.: Berlin, Charite HU Berlin, Dissertation, 2010

Herstellung in Deutschland:
Schaltungsdienst Lange o.H.G., Berlin
Books on Demand GmbH, Norderstedt
Reha GmbH, Saarbrücken
Amazon Distribution GmbH, Leipzig
ISBN: 978-3-8381-2537-4

Imprint (only for USA, GB)
Bibliographic information published by the Deutsche Nationalbibliothek: The Deutsche Nationalbibliothek lists this publication in the Deutsche Nationalbibliografie; detailed bibliographic data are available in the Internet at http://dnb.d-nb.de.
 Any brand names and product names mentioned in this book are subject to trademark, brand or patent protection and are trademarks or registered trademarks of their respective holders. The use of brand names, product names, common names, trade names, product descriptions etc. even without a particular marking in this works is in no way to be construed to mean that such names may be regarded as unrestricted in respect of trademark and brand protection legislation and could thus be used by anyone.

Publisher: Südwestdeutscher Verlag für Hochschulschriften GmbH & Co. KG
Dudweiler Landstr. 99, 66123 Saarbrücken, Germany
Phone +49 681 37 20 271-1, Fax +49 681 37 20 271-0
Email: info@svh-verlag.de

Printed in the U.S.A.
Printed in the U.K. by (see last page)
ISBN: 978-3-8381-2537-4

Copyright © 2011 by the author and Südwestdeutscher Verlag für Hochschulschriften GmbH & Co. KG and licensors
All rights reserved. Saarbrücken 2011

1. Einleitung 5
1.1. Immunsystem des Menschen 6
1.1.1. Angeborene Immunität 6
1.1.1.1. Zelluläre Komponenten 6
1.1.1.2. Lösliche Faktoren und AIR (acute inflammatory response) 7
1.1.2. Adaptive Immunität 9
1.2.1.1. Die humorale Immunantwort 11
1.1.2.2. Die T-Zell-vermittelte Immunantwort 11
2. Methodik 13
2.1. Experimentelle Durchführung 13
2.1.1. Teilstudie Triathlon in Halle 13
2.1.1.1. Probanden 13
2.1.1.2. Versuchsdurchführung 14
2.1.1.3. Blutentnahme und weitere Verarbeitung der Proben 15
2.1.2. Teilstudie Berlin Marathon 15
2.1.2.1. Probanden 15
2.1.2.2. Versuchsdurchführung 16
2.1.2.3. Blutentnahme und weitere Verarbeitung der Proben 17
2.2. Untersuchungen mittels Durchflusszytometer FACScan 18
2.2.1. Lymphozytensubpopulationen 18
2.2.2. Analyse des Immunstatus mit dem Durchflusszytometer FACScan ... 18
2.2.2.1. Grundlagen des Verfahrens (Principle of the test) 18
2.2.2.2. Reagenzien und Geräte 20
2.2.2.3. Kalibrierung 20
2.2.2.4. Qualitätskontrolle 21
2.3. Bestimmung der relativen Plasmavolumenveränderung 21
2.4. Zuverlässigkeit der angewendeten Labormethoden 22
2.5. Statistische Auswertung 23
2.5.1. Univariante Statistik: Statistische Kennwerte 23
2.5.1.1. Maße der zentralen Tendenz 23
2.5.1.2. Streuungsmaßzahlen: Varianz und Standardabweichung 24
2.5.2. Grafische Darstellung der statistischen Kennwerte 25
2.5.3. Statistische Auswertung: Nicht-parametrische Testverfahren 25
2.5.3.1. Zweistichprobenvergleich bei abhängigen Stichproben 26

	2.5.3.2.	Friedmann-Test für k abhängige Stichproben	26
	2.5.3.3.	Multiple Vergleiche	26
3.	Ergebnisse		28
3.1.	Einfluss der Hämokonzentration auf die Ergebnisse		28
3.2.	Referenzwerte der Leukozyten und Lymphozytensubpopulationen		28
3.3.	Halle Triathlon		29
	3.3.1.	Beschreibung der körperlichen Arbeit	29
	3.3.2.	Analysenergebnisse mit und ohne Korrekturfaktor	30
	3.3.2.1.	Leukozyten	30
	3.3.2.2.	Lymphozyten	30
	3.3.2.3	T-Lymphozyten	31
	3.3.2.4.	aktivierte T-Lymphozyten	32
	3.3.2.5.	T-Helferzellen	32
	3.3.2.6.	T-Suppressorzellen	33
	3.3.2.7	NK-Zellen	34
	3.3.2.8	B-Lymphozyten	34
3.4.	Berlin Marathon		35
	3.4.1.	Beschreibung der körperlichen Leistung	35
	3.4.2.	Analysenergebnisse mit und ohne Korrekturfaktor	35
	3.4.2.1	Leukozyten	35
	3.4.2.2.	Lymphozyten	36
	3.4.2.3.	T-Lymphozyten	37
	3.4.2.4.	aktivierte T-Lymphozyten	38
	3.4.2.5.	T-Helferzellen	39
	3.4.2.6.	T-Suppressorzellen	39
	3.4.2.7.	NK-Zellen	40
	3.4.2.8.	B-Lymphozyten	41
3.5.	Zusammenfassung der Ergebnisse		42
	3.5.1.	Triathlon	42
	3.5.2.	Marathon	43
4.	Diskussion		44
4.1.	Sport und Immunität		44
4.2.	Charakterisierung der sportlichen Leistung		45

4.3		Untersuchte Parameter	46
	4.3.1.	Leukozyten	46
	4.3.2.	Lymphozyten	47
	4.3.3.	T-Lymphozyten	49
	4.3.4.	aktivierte T-Lymphozyten	50
	4.3.5.	T-Helferzellen	50
	4.3.6.	T-Suppressorzellen	52
	4.3.7.	CD4/ CD8-Ratio	53
	4.3.8.	NK-Zellen	54
	4.3.9.	B-Lymphozyten	55
5.		Zusammenfassung	58
6.		Literaturverzeichnis	61

1. Einleitung

Schon seit längerem beschäftigen sich viele Publikationen mit dem Zusammenhang zwischen Ausdauerleistung und Immunität (Zhang et al. 2006; Sureda et al. 2009 Shinkai et al. 1992; Pedersen et al. 2000; Nieman et al. 1994; Malm et al. 2004; Gabriel, Kindermann 1997; Pedersen, Bruunsgaard 1995; Woods et al. 1999; Simpson et al. 2006). Hierbei kam es jedoch zu verschiedenen Ergebnissen, da meistens von einer unterschiedlich langen Belastungsintensität, sehr gemischten Probandenkollektiven, verschiedenartigen Messmethoden, uneinheitlichen Referenzbereichen und zweifelhaften statistischen Auswertungen ausgegangen wurde (Avloniti et al.2007; Ferry et al. 1990; Gabriel et al.1992; Ibfelt et al. 2002; Keast et al. 1988; Malm 2004; Nieman et al. 2005; Moseley 2000; Nieman et al.1999; Simpson et al.2006; Haq et al.1993;Bruunsgaard, Pedersen 2000; Pedersen, Toft 2000; Timmons et al. 2005).

Nach detaillierten Untersuchungen Mitte der 80er Jahre verfügen wir über standardisierte Nachweismethoden zur Bestimmung von Lymphozytensubpopulationen mittels Durchflusszytometrie sowie über in diesem Zusammenhang anhand von gesunden Probanden berechnete Referenzbereiche, die auch Einflussgrößen wie Tagesrhythmik und körperliche Belastung weitgehend beinhalten (Neumeier et al. 1985). Um eine praxisrelevante körperliche Extremleistung darzustellen, die über eine 30-minütige Belastung auf einem Fahrrad- bzw. Ruder-Ergometer hinausgeht, wurden in dieser Arbeit klassische Ausdauerwettbewerbe wie der Berlin-Marathon und ein Wettkampftriathlon in Halle (Bundesligawettkampf) ausgewählt, da beide eine hohe Leistungsintensität und auch Leistungsdauer beinhalten. Besonders wurde diesmal auf das Sportlerkollektiv der Probanden geachtet, da es ausschließlich aus weiblichen Athleten mit intensiver Wettkampfvorbereitung bestand.

Die vorliegende Arbeit untersucht nun mittels des Durchflusszytometers „FacScan" die Lymphozytensubpopulationen zu verschiedenen Abnahmezeitpunkten (vorher, direkt nach dem Wettkampf und 24 h später beim Berlin-Marathon; vorher und direkt nach dem Wettkampf beim Triathlon), um so genauere Erkenntnisse über das Verhalten der Zellzahlen zu erhalten und vergleicht diese Ergebnisse mit dem aktuellen Kenntnisstand der Literatur, der sich fast ausnahmslos an männlichen Probanden orientiert, die überwiegend geringeren Belastungszeiträumen und -intensitäten ausgesetzt waren.

1.1. Immunsystem des Menschen

Das Immunsystem besteht aus all den physiologischen Mechanismen, die den Menschen mit der Fähigkeit ausstattet, fremde Materialien selbst zu erkennen und enthält verschiedene besondere Abwehrmechanismen, um diese zu bekämpfen. Versucht ein Krankheitserreger sich im Körper zu etablieren, so muss er drei Ebenen der Immunabwehr durchbrechen. Zuerst muss er die Epithelbarrieren des menschlichen Körpers überwinden, um in den Organismus eindringen zu können. Als nächstes steht er der angeborenen Immunität gegenüber; hat er auch diese Schranke überwunden, muss er noch an den erworbenen Abwehrmechanismen vorbei. Die Organisation aus Zellen und Molekülen der adaptiven Immunantwort ist grundsätzlich in zwei verschiedene Wege unterteilt, zum einen in die humorale Immunantwort und zum anderen in die T-Zell-vermittelte Immunität, auf die hier näher eingegangen wird (Murphy et al. 2009; Jonsdottir et al 2000).

1.1.1. Angeborene Immunität

Zu den angeborenen Komponenten gehören diejenigen Abwehrmechanismen, denen ein immunologisches Gedächtnis fehlt. Ein Charakteristikum dieser Abwehrmechanismen ist die unveränderte Antwort auf ein Antigen, auch wenn es schon öfters im Körper war (Murphy et al. 2009).

1.1.1.1. Zelluläre Komponenten

Makrophagen haben auf ihrer Oberfläche Rezeptoren, die zwischen „eigenen" und „fremden" Molekülen unterscheiden können, besitzen aber auch wie die neutrophilen Granulozyten Rezeptoren für Antikörper und Komplement, was durch deren Aktivierung zu einer gesteigerten Phagozytose führt. Eine weitere wichtige Funktion übernehmen die dendritischen Zellen, so z.B. die Langerhans-Zellen der Haut. Sie besitzen bestimmte Rezeptoren (pattern-recognition-receptor), die nach Schablonen pathogene Moleküle an deren Oberfläche erkennen und dann als antigen-präsentierende Zellen funktionieren. Sie werden jedoch auch endogen durch Interferon-α oder „heat shock" Proteine, als Zeichen eines nekrotisierenden Zellunterganges, aktiviert. Anschließend wandern die dendritischen Zellen in den lokalen Lymphknoten (Migration), um nun den T-Zellen die fraktionierten Moleküle über den MHC (II)-Komplex zu präsentieren. Basophile Granulozyten und Mastzellen haben Rezeptoren mit einer hohen Affinität zu IgE. Sie haben ihre Funktion vor allem bei Allergien, indem sie Entzündungsmediatoren wie z.B. Histamin, Prostaglandine und Leukotriene sezernieren. Natürliche Killerzellen (NK-Zellen) besitzen F_C-Rezeptoren, die an IgG binden und somit Zellen angreifen, die durch IgG besetzt sind, und diese durch sogenannte antikörperabhängige zellvermittelte Zytotoxizität (Perforin, Granzyme) abtöten. NK-Zellen können jedoch auch durch das Fehlen des MHC (I)-Rezeptors auf den betreffenden Zellen (entartete Zellen, Zellen nach Herpes-Infektionen) und daraus fehlender Inhibition durch den „killer-inhibitory-receptor" aktiviert werden und diese abtöten (Murphy et al.2009; Baum et al.1997 Jonsdottir et al.2000; Malm et al. 2004).

1.1.1.2. Lösliche Faktoren und AIR (acute inflammatory response)

Hierzu zählen das bereits erwähnte Komplementsystem, Akute-Phase-Proteine und Zytokine. Die kaskadenartige Aktivierung vom Komplement kann durch mehrere Wege aktiviert werden. Der klassische Weg ist die Aktivierung durch Antigen-Antikörper-Komplexe, der alternative Weg kann durch eine spontan aktivierte Komplementkomponente an einer Pathogenoberfläche ausgelöst werden und der Lektin-Weg wird durch die Bindung von einem Serumlektin an Mannose-haltige Proteine auf Bakterien oder Viren ausgelöst. Das Ergebnis ist bei allen drei Wegen jedoch dasselbe; beispielsweise die Bildung von C3b durch Abspaltung von C3, das an der Oberfläche des Mikroorganismus bindet (Opsonisierung) und über einen C3b-Rezeptor die Phagozytose voranbringt, vor allem jedoch auch der Membran-Angriff-Komplex, der durch Polymerisierung entsteht und die Zelle perforiert und dann durch das Eindringen von Enzymen, z.B. Lysozym, abtötet. Die Zytokine dienen als Botenstoffe zwischen dem Immunsystem und anderen Systemen des Körpers, die auch dabei helfen, die Abwehr voranzutreiben. Zum AIR zählen zudem Teilfragmente des Komplementsystems, so z.B. C5a, welches chemotaktisch wirkt, aber auch C3a und C4a, die die Degranulation von Mastzellen (➜ Histamin) fördern.

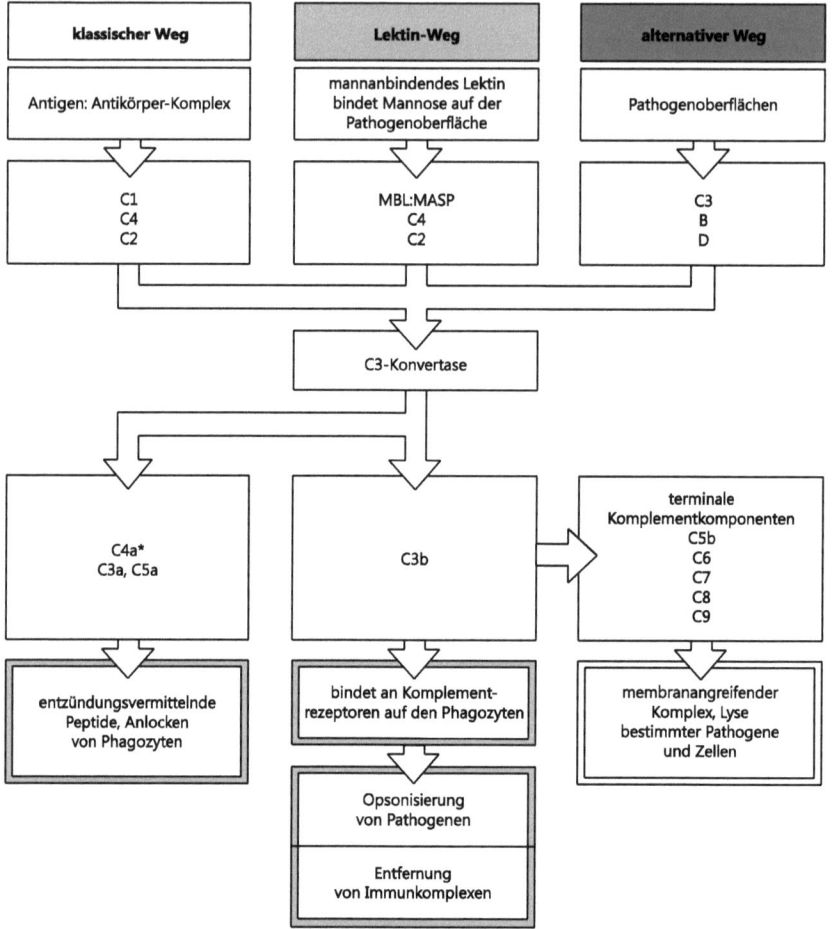

Abb. 1: modifiziert nach „Immunologie" (Murphy et al. 2009)
Die wesentlichen Komponenten und Effektoraktionen des Komplementsystems. Bei allen drei Arten der Aktivierung finden zu Beginn eine Reihe von Spaltreaktionen statt, die zur Bildung der C3-Konvertase führen; diese spaltet die Komplementkomponente C3. Dies ist der Punkt, an dem sich die drei Reaktionswege trennen und sich die Effektorfunktionen ausbilden.

Neutrophile Granulozyten werden über L-Selektin aktiviert und gelangen über Adhäsionsmoleküle wie Integrine und E-Selektin in die Gefäßwand, wo sie nach der Adhäsion, die durch die Freisetzung von IL-1 und TNFα gefördert wird, entlang eines chemotaktischen Gradienten (Chemokine) zur Infektionsstelle wandern (Diapedese), um dort C3b-opsonisierte Erreger zu phagozytieren. Gleichzeitig begrenzt der TNFα die Infektion örtlich durch den Verschluss von kleinen Blutgefäßen. Interferon-α und Interferon-β hemmen schließlich die virale Replikation und aktivieren bestimmte Abwehrmechanismen (Jonsdottir et al.2000; Murphy et al.2009; Pedersen et al.2000; Nieman et al.1999; Gabriel, Kindermann 1997).

1.1.2. Adaptive Immunität

Hierzu zählen die Entwicklung von allgemeinen lymphatischen Vorläuferzellen und myeloiden Vorläuferzellen, die beide von den pluripotenten hämatopoetischen Stammzellen des Knochenmarks abstammen (Dörner 2009).

Die Lymphozyten reifen im Knochenmark (B-Lymphozyten) oder im Thymus (T-Lymphozyten) und gelangen nach ihrer vollständigen Reifung ins Blut und zu den peripheren lymphatischen Organen. Aus der myeloiden Vorläuferzelle entstehen die Granulozyten und die Makrophagen des Immunsystems (Murphy et al. 2009; Dörner 2009).

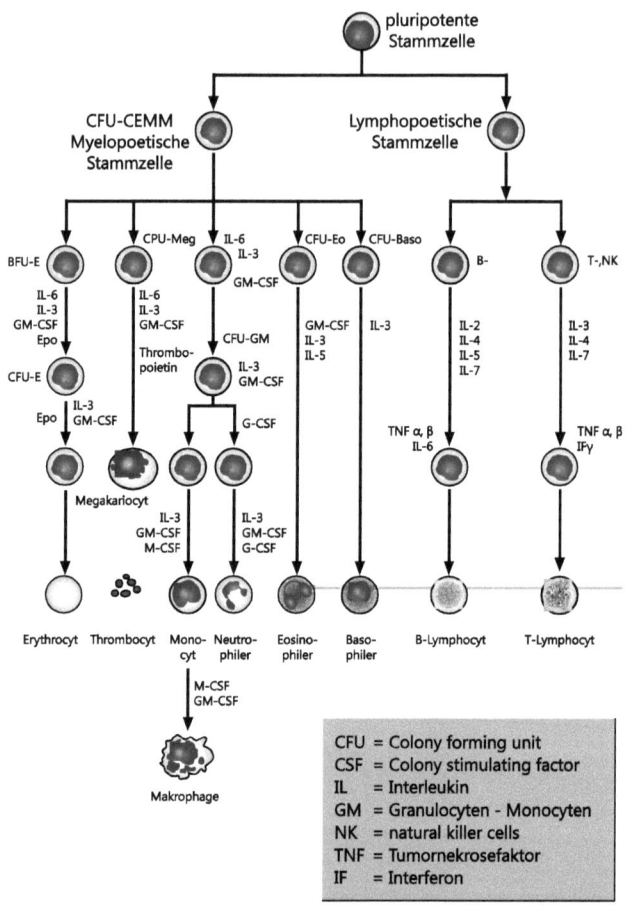

Abb. 2: modifiziert nach „Klinische Chemie und Hämatologie" (Dörner 2009)
Bildung der Blutzellen. Die Stammzellen und die direkten Vorstufen der einzelnen Zellreihen (CFU-Mega, CFU-E, CFU-GM) können mit der üblichen lichtmikroskopischen Technik nicht sicher identifiziert werden. Da sie in Kulturkolonien ausreifen und Tochterzellen bilden, werden sie als CFU (colony forming units) bezeichnet. Der Differenzierungsvorgang wird über biologische Regulatorstoffe – colony stimulating factors – gesteuert. Die bisher bekannten sind eingezeichnet.

1.2.1.1. Die humorale Immunantwort

Bei der humoralen Immunität stehen die B-Lymphozyten und deren Interaktion mit anderen Zellen im Vordergrund. Die B-Zell-Aktivierung erfordert die Bindung des Antigens durch Oberflächenimmunglobuline und eine Wechselwirkung der B-Zelle über an MHC (II) gebundene Peptide mit antigenspezifischen T-Helferzellen, die daraufhin IL-4 und andere Zytokine sezernieren. Diese induzieren eine Phase starker B-Zell-Proliferation. Anschließend differenzieren die klonal expandierten Nachkommen der naiven B-Zellen zu Plasmazellen (antikörpersezernierenden Zellen) oder zu B-Gedächtniszellen. Bei den nun entstandenen Antikörpern unterscheidet man verschiedene Isotypen dieser Immunglobuline. Der Aufbau der Immunglobuline ist in leichte und schwere Ketten unterteilt, die sich aus konstanten und variablen Regionen zusammensetzen, wobei sich die Isotypen durch Strukturvariationen der konstanten Immunglobulinregionen unterscheiden. Man teilt die Immunglobuline in IgG, IgM, IgD, IgA und IgE ein, wobei auf deren unterschiedliche Funktionen und Aufgaben hier nicht näher eingegangen werden soll, da sie nicht Gegenstand des Versuches waren (Murphy et al.2009; Jonsdottir et al.2000; Gabriel; Kindermann 1997).

1.1.2.2. Die T-Zell-vermittelte Immunantwort

Der entscheidende Schritt der adaptiven Immunantwort ist die Aktivierung naiver antigenspezifischer T-Zellen durch antigenpräsentierende Zellen (dendritische Zellen, Makrophagen, B-Zellen). Die vorübergehende Verbindung zwischen den beiden Zellen wird durch Adhäsionsmoleküle und den T-Zell-Rezeptor stabilisiert. Im weiteren Verlauf kommt es durch costimulierende Signale und spezielle Liganden (CD28,CTLA-4) zu aktivierten T-Zellen. Diese sind nun in der Lage den T-Zell-Wachstumsfaktor IL-2 und seinen Rezeptor zu bilden. Es kommt nun zur klonalen Expansion der naiven T-Zellen und zur nachfolgenden Differenzierung zu bewaffneten T-Effektorzellen. In diesem Stadium führt ein späteres Zusammentreffen mit dem spezifischen Antigen zu einem Immunangriff, ohne dass eine Co-Stimulierung notwendig ist. CD8-T-Zellen sind schon vorbereitet, zytotoxische Zellen zu werden, bei den CD4-T-Zellen ist die Lage jedoch etwas komplizierter. Sie können sich entweder zu einer T_H1- oder einer T_H2-Zelle entwickeln, die unterschiedliche Funktionen haben. Die selektive Bildung von T_H1-

Zellen führt zu einer zellvermittelten Immunität (➔ Makrophagenaktivierung durch INF-γ, TNF-α), während die selektive Produktion von T_H2-Zellen eine humorale Immunität (B-Zell-Aktivierung durch IL-4, IL-10) hervorruft. Im selben Moment kommt es zu einer gegenseitigen Hemmung der beiden Untergruppen durch die gebildeten Zytokine (Keast et al.1988; Malm et al.2004; Murphy et al.2009; Jonsdottir et al.2000).

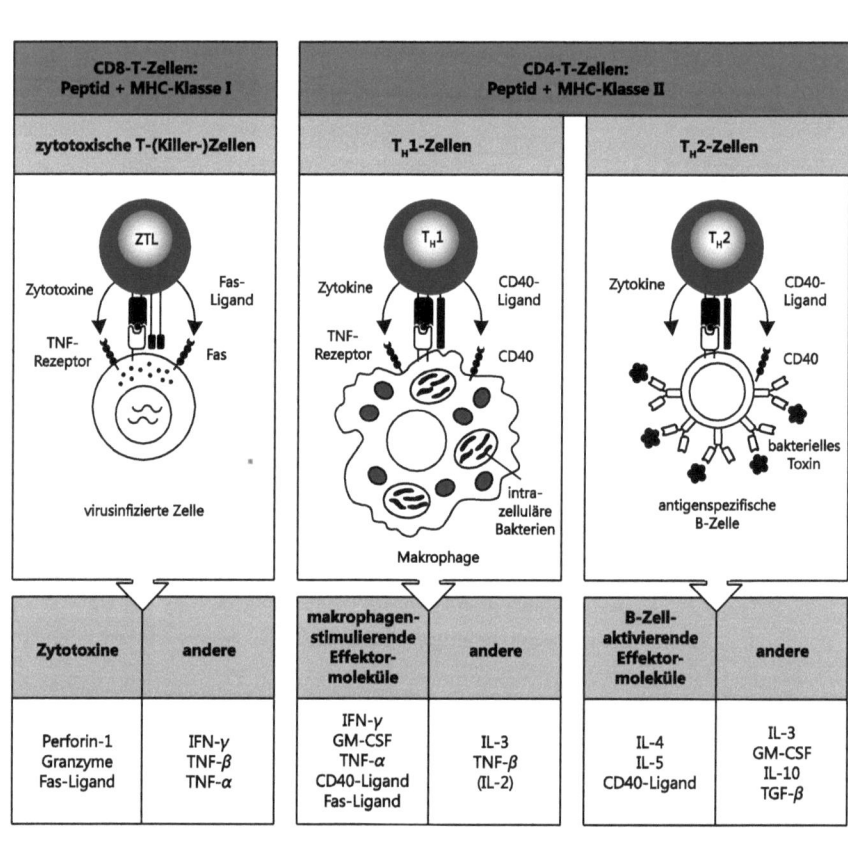

Abb. 3: modifiziert nach „Immunologie", (Murphy et al. 2009)
Die drei wichtigsten Arten von bewaffneten T-Effektorzellen produzieren verschiedene Effektormoleküle. Neben den CD8-T-Zellen spielen vor allem die beiden Subtypen der CD4-T-Zellen eine wichtige Rolle. T_H1-Zellen aktivieren Makrophagen, T_H2-Zellen sind auf die B-Zell-Aktivierung spezialisiert.

2. Methodik

2.1. Experimentelle Durchführung

2.1.1. Teilstudie Triathlon in Halle

Bei dem Wettkampf am 25.07.1999 in Halle handelte es sich um einen Bundesliga-Wettkampf nach dem olympischen Reglement, bei dem 11 trainierte Probandinnen teilnahmen.

2.1.1.1. Probanden

An dem Versuch nahmen 11 Triathletinnen teil, die alle in deutschen Triathlonvereinen organisiert sind und ein regelmäßiges Training absolvieren. Durch Fragebögen mit den unterschiedlichen Angaben über Essgewohnheiten, Wohlbefinden, Medikamenteneinnahme etc. wurden vor dem Experiment am Versuchstag eventuelle Einflüsse oder Erkrankungen auf das Immunsystem der Probanden ausgeschlossen. Alle Teilnehmerinnen waren Nichtraucherinnen. Drei der elf an der Studie teilnehmenden Athletinnen berichteten über einen gelegentlichen Alkoholkonsum. Sechs Teilnehmerinnen nahmen orale Kontrazeptiva ein. Zwei Teilnehmerinnen konsumierten regelmäßig Multivitaminpräparate, eine weitere Kandidatin nahm kürzlich Antibiotika wegen einer Blasenentzündung ein.

Jede Versuchsteilnehmerin wurde über das Protokoll und Ziel der Studie eingehend vor Versuchsbeginn informiert. Weiterhin wurde von jeder Teilnehmerin eine schriftliche Einverständniserklärung zur Teilnahme am Experiment eingeholt.

Nähere Angaben zu den Versuchspersonen sind in der **Tabelle 1** aufgeführt.

Versuchspersonen	(n = 11)	Medianwerte	Spannweiten
Alter	(Jahre)	29	20-42
Körpergewicht	(kg)	60	54-67
Körpergröße	(cm)	170	164-174

Körpertemperatur	(°C)	35,9	35-36,8
Ruhepuls	(min^{-1})	84	72-100
Trainingszeit pro Woche	(h)	10	3,5-20

Tabelle 1: Charakterisierung der Versuchspersonen Studie Triathlon

2.1.1.2. Versuchsdurchführung

Die Blutentnahmen fanden am 25.Juli 1999 während eines Wettkampfes der 2. Bundesliga in Halle/Saale (Sportkomplex Osendorfer See) statt. Der Triathlon entsprach dem olympischen Reglement (1,5 km Schwimmen / 40 km Radfahren / 10 km Laufen); Beginn des Wettkampfes war um 11.00 Uhr. Alle Probanden wurden zur Standardisierung um Einhaltung folgender Verhaltensregeln gebeten:

- ab 12 Stunden vor Versuchsbeginn keinen Alkohol- und Nikotinabusus (alle Probanden waren Nichtraucher)
- keine Feiern (Exzesse) am Vorabend; möglichst 8 Stunden lang schlafen
- am Vorabend keine zu fettreiche Mahlzeit
- keine besonders anstrengende körperliche Betätigung
- am Versuchstag zum Frühstück keine fetthaltigen Nahrungsmittel, keinen Kaffee oder Tee (Brot, Marmelade, Honig, Saft, Mineralwasser ad libitum)

Nähere Angaben zu den klimatischen Bedingungen im Wettkampfzeitraum zwischen 10.00 Uhr und 14.00 Uhr sind in der **Tabelle 2** aufgeführt.

25.07.1999	10.00-14.00 Uhr	Mittelwerte	Spannweite
Lufttemperatur	(°C)	23,73	21,5-25,5
Luftfeuchtigkeit	(%)	62,16	55-72
Luftdruck	(hPa)	1008,5	1007,8-1008,9
Windgeschwindigkeit	(m/s)	0,88	0,3-1,7

Tabelle 2: Klimatische Bedingungen im Wettkampfzeitraum

Die Sonnenscheindauer im angegebenen Zeitraum betrug 165 min.; die Bewölkung schwankte zwischen 4/8 und 7/8; der gesamte Zeitraum war niederschlagsfrei.

2.1.1.3. Blutentnahme und weitere Verarbeitung der Proben

Das Blut wurde durch Punktion einer peripheren Unterarmvene, möglichst ungestaut, entnommen. Es wurde ein Vacutainer Blutentnahmesystem verwendet. Für die Bestimmung des Immunstatus mittels Durchflusszytometrie (FACScan) wurde EDTA-Blut in Sarstedt-Monovetten 2,7 ml (rot) verwendet. Das Mindestprobenvolumen beträgt 300 µl.

Abnahmezeitpunkte waren:

A: ca. 45 min vor dem Start
B: direkt (5-10 min.) nach dem Zieleinlauf

Alle Blutabnahmen erfolgten im Liegen, um orthostatische Einflüsse zu vermeiden, da korpuskuläre Bestandteile besonders betroffen sind (Röcker et al. 1975). Direkt nach erfolgter Blutentnahme einer Abnahmereihe (A/B) wurde das Blut gekühlt von Halle nach Berlin transportiert (Transportdauer ca. 2 Std.) und anschließend sofort im Labor unter standardisierten Messmethoden analysiert.

2.1.2. Teilstudie Berlin Marathon

Hierbei handelte es sich um den am 26.09.1999 ausgetragenen, jährlich stattfindenden Marathon mit über 26.000 Sportler/innen aus über 20 Ländern.

2.1.2.1. Probanden

An dem Versuch nahmen 16 gesunde Marathonläuferinnen teil, die in unterschiedlichem Maße sportlich trainiert waren. Auch hier wurden mittels anamnestischer Fragebögen Vorerkrankungen, auch Erkrankungen des Immunsystems, ausgeschlossen. Eine Teilnehmerin gab einen gelegentlichen Nikotinkonsum an. Neun der sechzehn Teilnehmerinnen trinken gelegentlich ein Glas

Alkohol. Drei Teilnehmerinnen nahmen orale Kontrazeptiva ein. Zehn Teilnehmerinnen berichteten über die Einnahme von Vitamin- und/oder Mineralpräparaten, sieben weitere Kandidatinnen nahmen zusätzlich andere Medikamente (Schilddrüsenpräparate, NSAR) ein.

Auch hier wurde jede Versuchsteilnehmerin über das Protokoll und das Ziel der Studie eingehend vor Versuchsbeginn informiert. Im Anschluss daran wurde ebenfalls eine schriftliche Einverständniserklärung zur Teilnahme an diesem Versuch eingeholt.

Nähere Angaben zu den Versuchspersonen sind in der **Tabelle 3** aufgeführt.

Versuchspersonen	(n = 16)	Medianwerte	Spannweiten
Alter	(Jahre)	40,5	27-58
Körpergewicht	(kg)	58	46-68,8
Körpergröße	(cm)	166,5	158-175
Körpertemperatur	(°C)	36,2	35,5-37,1
Ruhepuls	(min^{-1})	68	45-100
RR diastolisch	(mm Hg)	82,5	70-134
RR systolisch	(mm Hg)	133,5	104-160
Trainingszeit pro Woche	(h)	6,5	3,5-14

Tabelle 3: Charakterisierung der Versuchspersonen Studie Marathon

2.1.2.2. Versuchsdurchführung

Die Untersuchungen fanden am Wettkampfwochenende des Berlin Marathon 1999 vom 25.09-27.09.99 statt. Hierbei wurden bei jedem Probanden drei Blutentnahmen vorgenommen:

A: Sa, den 25.09.99 zw. 10.00-13.00 Uhr im Rahmen der Marathonmesse
B: So, den 26.09.99 zw. 12.00-14.30 Uhr sofort nach Zielankunft
C: Mo, den 27.09.99 zw. 6.30-13.00 Uhr nach Absprache (zu Hause, Arbeitsplatz)

Der Marathon wurde über eine amtlich vermessene Distanz (42,195 km) ausgetragen. Insgesamt nahmen etwa 26 000 Sportler/innen aus über 20 Nationen teil. Beginn war um 9.00 Uhr. Die Teilnehmerinnen der Marathonstudie wurden ebenfalls um die Einhaltung der unter Punkt 1.1.2. beschriebenen Verhaltensregeln gebeten.

Meteorologische Daten zur Festlegung der Rahmenbedingungen im Wettkampfzeitraum zwischen 9.00 Uhr und 15.00 Uhr sind in der **Tabelle 4** aufgeführt.

26.09.1999	9.00-15.00 Uhr	Mittelwerte	Spannweite
Lufttemperatur	(°C)	15,8	14,3-16,7
Luftfeuchtigkeit	(%)	93	87-96
Luftdruck	(hPa)	1006,2	1005,8-1007,6
Windgeschwindigkeit	(m/s)	2,9	2-4

Tabelle 4: Klimatische Bedingungen im Wettkampfzeitraum

Der Himmel war über den gesamten Veranstaltungszeitraum vollständig mit Wolken bedeckt (8/8); die Niederschlagshöhe betrug 0,5 mm.

2.1.2.3.   Blutentnahme und weitere Verarbeitung der Proben

Das Blut wurde durch Punktion einer peripheren Unterarmvene, möglichst ungestaut, entnommen. Es wurde ein Vacutainer Blutentnahmesystem verwendet. Auch hier wurde zur Bestimmung des Immunstatus mittels Durchflusszytometrie (FACScan) EDTA-Blut verwendet.

Abnahmezeitpunkte waren:

A: etwa 24h vor dem Marathon
B: direkt (5-10 min.) nach dem Zieleinlauf
C: etwa 24h nach dem Marathon

Die Blutentnahmen erfolgten möglichst in liegender Position, um auch hier orthostasebedingte Fehler zu vermeiden (Röcker et al. 1975). Direkt im Anschluss an jede

Abnahmereihe (A/B/C) wurde das Blut gekühlt, vom jeweiligen Abnahmeort ins Labor transportiert (Transportdauer ca. 30 Minuten) und dort sofort umgehend analysiert.

2.2. Untersuchungen mittels Durchflusszytometer FACScan

2.2.1. Lymphozytensubpopulationen

Um die Auswirkungen einer Ausdauerleistung auf das Immunsystem des Menschen zu charakterisieren wurden bei dieser Arbeit folgende Parameter ausgewählt:

Lymphozyten (CD3/CD4/CD8/CD19)
T – Lymphozyten (CD3)
Aktivierte T – Lymphozyten (CD3/ DR)
Helfer – T – Lymphozyten (CD3/ CD4)
Suppressor – T Lymphozyten (CD3/ CD8)
NK – Zellen (CD3/ CD16 + 56)
B – Lymphozyten (CD19)

2.2.2. Analyse des Immunstatus mit dem Durchflusszytometer FACScan

2.2.2.1. Grundlagen des Verfahrens (Principle of the test)

Die Durchflusszytometrie ist eine Methode zur Analyse der Fluoreszenz- und Streulichteigenschaften von Einzelzellen in Suspension.
Aufgrund der unterschiedlichen Streulichteigenschaften ist eine Differenzierung der untersuchten Zellpopulationen möglich. Mittels spezifischer, fluoreszenzmarkierter monoklonaler Antikörper können die Zellen aufgrund unterschiedlicher Oberflächenantigene weiter charakterisiert werden.
Die zu analysierende Zellsuspension wird über eine Ansaugkapillare zum eigentlichen Messpunkt befördert. Eine hydrodynamische Fokussierung gewährleistet dabei die Auflösung der Zellaggregate und die perlschnurartige Anordnung der Zellen am Messpunkt. Hier trifft monochromatisches Licht aus einem Argonlaser mit einer

Wellenlänge von 488 nm auf die Zellen. Das dabei erzeugte Streulicht wird erfasst und verstärkt. Die Intensität des Vorwärtsstreulichts (FSC) stellt nach Ausblenden des ungebrochenen Zentralstrahls ein Maß für die Zellgröße dar, währenddessen das 90° Seitwärtsstreulicht (SSC) ein Anhaltspunkt für die Granularität und die Oberflächen- bzw. Membranstruktur der Zelle ist. Über optische Filter wird zusätzlich im Seitwärtsstreulicht die Intensität des Streulichts für die speziellen Wellenlängen von 515 nm, 580 nm und 680 nm (FL1, FL2 und FL3) erfasst. Bei Verwendung von Fluoreszenzfarbstoffen mit einem entsprechenden Emissionsspektrum ist die Intensität des zugehörigen Streulichtes abhängig von der Menge an gebundenem Farbstoff. Hierbei wurden die Fluoreszenzfarbstoffe Fluorescein-Isothiocyanat (FITC) für FL1, Phycoerythrin (PE) für FL2 und Peridin-Chlorophyll-Protein (PerCP) für FL3 verwendet. Diese Fluoreszenzfarbstoffe sind kovalent an monoklonale Antikörper gebunden, so dass die Fluoreszenzintensität letztlich ein Maß für die (Oberflächen-) Dichte des Zell-Antigens darstellt, gegen das der monoklonale Antikörper gerichtet ist.

Für jede Zelle, die bei Durchtritt durch den Messpunkt für ein Streuereignis sorgt, werden die fünf oben genannten Parameter erfasst und an den Auswerte-Computer weitergeleitet. Nachdem eine vorgegebene Anzahl an Zellen erfasst wurde wird die Messung abgebrochen. Bei der nun folgenden Auswertung werden X-Y-Diagramme („dot plot") verwendet, in denen jeweils zwei Streulicht-Parameter gegeneinander aufgetragen werden und jedes Ereignis (jede Zelle) als Punkt dargestellt wird. Nun ist man durch ein FSC-SSC-Diagramm in der Lage, die Granularität gegen die Zellgröße aufzutragen, und dadurch eine grobe Vordifferenzierung der Zellen in verschiedene Zellpopulationen zu erreichen (z.B. in Lymphozyten, Monozyten, Granulozyten). Im nächsten Schritt werden durch Definieren von Auswertefenstern („gate") bestimmte Zellpopulationen von anderen getrennt, wobei diese dann bei der weiteren Analyse nicht mehr berücksichtigt werden. In einem FL1-FL2-Diagramm wird nun die Expression zweier vorgegebener Oberflächenantigene erfasst, was eine weitere Differenzierung ermöglicht (z.B. in T– und B–Lymphozyten). Durch Einteilung des Diagramms in Quadranten (Quadrant UL [oben links] $FL1^-FL2^+$, Quadrant UR [oben rechts] $FL1^+FL2^+$, Quadrant LL [unten links] $FL1^-FL2^-$, Quadrant LR [unten rechts] $FL1^+FL2^-$) kann die relative Häufigkeit der einzelnen Populationen automatisiert dargestellt werden.

Bei der Analyse des Immunstatus werden durch Verwendung von vier unterschiedlichen monoklonalen Antikörper-Kombinationen verschiedene Lymphozyten-Subpopulationen erfasst. Im Einzelnen handelt es sich dabei um die unter 2.2.1 genannten Zellen.

2.2.2.2. Reagenzien und Geräte

FACSFlow (Becton Dickinson GmbH)
Polystren-Röhrchen (Falcon 2052)
CaliBRITE Flowcytometer Beads (Becton Dickinson GmbH)
CD-Chex plus (Streck Laboratories Inc.)
Monoklonale Antikörper (Becton Dickinson GmbH) :
    Kontrolle IgG_1/IgG_{2a} (Control γ_1/γ_{2a})
    CD3/CD4 (Leu-4/3°)
    CD3/CD8 (Leu-4/2a)
    CD3/16 + 56 (Leu-4/11c + 19)
    CD3/DR (Leu-4/DR)
Eppendorf-Pipetten (10 µl, 50 µl, 1 ml) mit Pipettenspitzen
Natriumhypochlorit-Lösung > 11,5% (Karl Roth GmbH & Co.)
Lysing reagent Ortho-mune (Ortho Diagnostic Systems GmbH)
Meßkolben 100 ml
Aqua dest.

2.2.2.3. Kalibrierung

Eine Überprüfung der Kalibrierung des FACScan-Durchflusszytometers erfolgt jeweils vor Beginn der ersten Messung des Tages. Hierzu benötigt man zwei Lösungen mit Eichpartikeln (CaliBRITE). Als nächstes werden die Lot-IDs der CaliBRITE-Eichpartikel in die entsprechenden Felder des Programms eingegeben. Die erste Messung dient der Photo-Multiplier-Röhren, hierbei ist darauf zu achten, dass die „Event Rate" ≥ 400 liegt, ansonsten muss noch weitere Eichpartikel-Lösung hinzugefügt werden. Als nächstes wird die Kompensationseinstellung gestartet. Hier ist ebenfalls auf die „Event Rate" ≥ 400 zu achten. Im Anschluss wird der Sensitivitätstest gestartet. Nach Abschluss des

Sensitivitätstestes werden die Ergebnisse der Kalibrierung ausgedruckt und das Röhrchen mit den Eichpartikeln wird wieder durch Aqua dest. ersetzt.
Auf dem ausgedruckten Computerbogen ist auf folgendes zu achten:

- Für alle vier Parameter muss der Sensitivitätstest bestanden sein („Pass" in der Spalte Result)
- Keine größeren Abweichungen der „Instrument Settings" im Vergleich zur Vorkalibrierung
- „Laser Power" muss bei 15 +/- 0,5 mW liegen

Bei negativem Sensitivitätstest oder größeren Abweichungen der Instrumenteneinstellungen muss die Messkapillare gereinigt und die Kalibrierung wiederholt werden.

2.2.2.4. Qualitätskontrolle

Jeweils vor der ersten Messung des Tages muss die Geräteeinstellung, die Probenvorbereitung und die Auswertung mit Hilfe von Kontrollbluten (CD-Check plus) überprüft werden. Das Vorgehen ist analog zum Vorgehen bei Patientenblutproben. Die Ergebnisse für die relativen Häufigkeiten müssen innerhalb der zulässigen Grenzen liegen, ansonsten müssen die Kalibrierung und sämtliche Schritte nochmals wiederholt werden.

2.3. Bestimmung der relativen Plasmavolumenveränderung

Bei sportlicher Betätigung sorgen unterschiedliche Mechanismen, insbesondere eine vermehrte Filtration im Kapillargebiet, für eine Abnahme des Plasmavolumens und führen damit zur Hämokonzentration (Röcker et al. 1989; Röcker et al. 1975). Um die Hämokonzentration und den damit verbundenen Konzentrationseffekt auf die analysierten Blutparameter abschätzen zu können, werden die Plasmavolumenveränderungen (jeweils in Bezug auf den Ausgangswert zum Zeitpunkt A) ermittelt.
In der vorliegenden Untersuchung haben wir die Korrektur mit folgendem Faktor durchgeführt (Keber 1983):

$$F_C = \left[\frac{Hkt_A(1-Hkt_B)}{Hkt_B(1-Hkt_A)} \right]$$

Wobei F_C = Korrekturfaktor

$Hkt_{A,B}$ = Hämatokrit zum Zeitpunkt A bzw. B

Der Hämatokrit wurde durch kumulative Impulshöhensummierung (Aufsummierung der volumenproportionalen Einzelimpulse eines Erythrozyten) ermittelt.

2.4. Zuverlässigkeit der angewendeten Labormethoden

Die wichtigsten Zuverlässigkeitskriterien einer Labormethode sind Spezifität, Richtigkeit, Präzision und Empfindlichkeit (Sachs, Hedderich 2009; Thomas 2008; Clauß et al. 2004).

A. **Spezifität**: „Erfassung einer bestimmten chemischen Substanz unter Ausschluss anderer" (Sachs, Hedderich 2009) und ohne, dass andere Stoffe störend wirken.
Dieses Kriterium erfüllen im Besonderen die Analysen, welche auf immunologischen Methoden mit spezifisch verwendeten Antikörpern basieren, also alle von mir untersuchten Parameter.

B. **Richtigkeit**: Die Richtigkeit beschreibt die exakte quantitative Erfassung der tatsächlich im Untersuchungsmaterial vorliegenden Menge und ist damit Kenngröße für den systematischen Fehler. Sie wurde durch das Mitführen von Richtigkeitskontrollen überprüft.

C. **Präzision** (= Reproduzierbarkeit oder Genauigkeit): Unter der Präzision versteht man eine Reproduzierbarkeit der Labormethode, die 1. durch verschiedene Laborantinnen, 2. mit verschiedenen Laborgeräten und 3. in Serie durchgeführt werden. Sie ist Kenngröße des zufälligen Fehlers. Maß der Präzision ist der Variationskoeffizient VK. Er gibt an wie viel Prozent (%) die Standardabweichung (s) der Vielfachbestimmungen vom Mittelwert ($\bar{x}$) beträgt:

$$\%VK = \frac{s}{\overline{x}} \cdot 100$$

D. **Analytische Sensitivität** (=Empfindlichkeit, Nachweisgrenze): Sie entspricht dem geringsten auffindbaren Betrag, der sich signifikant von 0 unterscheidet.

2.5. Statistische Auswertung

Die in dieser Arbeit angewendete Statistik wird im Folgenden erläutert.

2.5.1. Univariante Statistik: Statistische Kennwerte

Statistische Kennwerte haben die Funktion "über spezielle Eigenschaften der Merkmalsverteilung summarisch Auskunft zu geben" (Bortz 2005). Man unterscheidet hierbei zwischen Maßen der zentralen Tendenz und Dispersionsmaßen. Zu den Maßen der zentralen Tendenz gehören u. a. der Median sowie der arithmetische Mittelwert. Über die Streuung um die zentrale Tendenz einer Verteilung (Dispersion) geben die Varianz bzw. die Standardabweichung Auskunft.

2.5.1.1. Maße der zentralen Tendenz

Bei den Maßen der zentralen Tendenz geht es allgemein um die Frage, "durch welchen Wert die gesamte Verteilung am besten repräsentiert wird" (Bortz 2005).

Definition des arithmetischen Mittels ($\overline{x}$)

"Der **arithmetische Mittelwert** der singulären Messwerte x_1, x_2, ..., x_n ist die Summe dieser Werte geteilt durch deren Anzahl" (Clauß et al. 1995: 41). Bei der Berechnung gilt es zu beachten, dass "der arithmetische Mittelwert empfindlich gegenüber außergewöhnlichen Werten, sogenannten Ausreißern, ist" (Guggenmoos-Holzmann 1995; Wernecke 1995). Streng genommen ist das arithmetische Mittel nur anwendbar, wenn die Häufigkeitsverteilung des Merkmals a) nur einen Gipfel und b) nicht allzu schief ist.

Definition des Medianwertes (MD)

Ordnet man die beobachteten Werte nach ihrer Größe, so teilt der **Median** MD "die geordnete Reihe in zwei gleichgroße Teile, d.h. unterhalb und oberhalb des Median liegen genau 50% aller Beobachtungen" (Wernecke 1995; Guggenmoos-Holzmann 1995). Bei einer ungeraden Anzahl von Fällen wird genau der mittlere Wert angegeben, während bei gerader Fallzahl der Mittelwert aus beiden mittleren Werten gebildet wird. Im Vergleich zum arithmetischen Mittelwert ($\bar{x}$) hat der Median MD den Vorteil, "dass er von außergewöhnlichen Werten (Ausreißern) praktisch nicht beeinflusst wird (er ist resistent), weshalb er sich besonders als Lagemass bei unsymmetrischen oder mehrgipfligen Häufigkeitsverteilungen eignet" (Guggenmoos-Holzmann 1995; Wernecke 1995).

Spezielle Ordnungsstatistiken

Maßzahlen, die auf **Ordnungsstatistiken** (sortierten Daten) beruhen, sind als Positionsmerkmale zu verstehen. Das heißt, "sie geben an, wie viele Werte der geordneten Datenmenge unter- bzw. oberhalb der gewählten Position vorhanden sind" (Wernecke 1995; Guggenmoos-Holzmann 1995).
Hierbei bezeichnet der kleinste Wert der geordneten Beobachtungsreihe das **Minimum** (kein Wert liegt darunter), während der größte Wert das **Maximum** (alle Beobachtungen liegen darunter) bezeichnet.
"Das z-te Perzentil Pz ist der Wert der geordneten Reihe, unterhalb dessen gerade z% und oberhalb (100-z)% aller Beobachtungen liegen" (Guggenmoos-Holzmann 1995; Wernecke 1995). Damit liegen ¼ aller Beobachtungen unterhalb des **25%-Perzentils** sowie ¾ aller Beobachtungen darüber. Analog dazu befinden sich unterhalb des **75%-Perzentils** ¾ aller Beobachtungen bzw. ¼ aller Beobachtungen darüber. Der Median bezeichnet in diesem Zusammenhang das 50%-Perzentil.

2.5.1.2. Streuungsmaßzahlen: Varianz und Standardabweichung

"Die gebräuchlichsten Maße zur Kennzeichnung der Variabilität bzw. Dispersion einer Verteilung sind die Varianz (s^2) und die Standardabweichung (s)" (Bortz 2005).

Die **Varianz** s^2 einer empirischen Verteilung ist definiert als "Summe der quadrierten Abweichungen aller Messwerte vom arithmetischen Mittelwert, dividiert durch die Anzahl aller Messwerte" (Bortz 2005). Aufgrund der Quadrierung der Einzelabstände erhalten wir mit der Varianz s^2 ein Maß, dem das Quadrat der ursprünglichen Einheit der Messwerte zugrunde liegt und folglich schwer zu interpretieren ist.

Die Quadratwurzel der Varianz wird als die empirische **Standardabweichung** s bezeichnet (Bortz 2005; Bortz et al. 1990). Durch die Berechnung der positiven Wurzel besitzt die Standardabweichung die gleiche Dimension wie die ursprünglichen Messwerte. Von daher kann man die Standardabweichung als die durchschnittliche Abweichung vom arithmetischen Mittelwert interpretieren. "Ist die Variabilität des Merkmals groß, so wird aus s groß ausfallen, kleine Variabilität schlägt sich in kleinen Werten von s nieder" (Guggenmoos-Holzmann 1995; Wernecke 1995). Für eine vernünftige Interpretation von ($\bar{x}$) und dergleichen von s setzt eine Gaußverteilung der zugrunde liegenden Variable voraus.

2.5.2. Grafische Darstellung der statistischen Kennwerte

Es erfolgte auch eine grafische Darstellung der statistischen Kennwerte durch sogenannte Boxplots. Sie stellen den Median, das 25%-Perzentil und das 75%-Perzentil, extreme Werte und Ausreißer sowie den größten und den kleinsten nicht extremen Wert dar. Ausreißer sind Werte, "deren Abstand vom 25%-Perzentil nach unten bzw. vom 75%-Perzentil nach oben zwischen dem 1,5fachen und dem 3fachen der Boxhöhe liegt. Die Boxhöhe gibt den Abstand zwischen dem 25%- und dem 75%-Perzentil wieder vgl. (Brosius, Brosius 1998). Ein Wert wird als "extremer Wert" bezeichnet, wenn der Abstand dieses Wertes vom 25%- oder dem 75%-Perzentil mehr als das Dreifache der Boxhöhe beträgt. Da die Abbildung der einzelnen Boxplots die Seitenanzahl der Arbeit sprengen würde, wurde auf die visuelle Darstellung im Ergebnisteil verzichtet; eine Einsicht kann jederzeit erfolgen.

2.5.3. Statistische Auswertung: Nicht-parametrische Testverfahren

Die Anwendung nicht-parametrischer Testverfahren erfolgt, wenn a) sich die Annahme der Gaußverteilung nicht aufrechterhalten lässt und b) kleine Stichprobenumfänge vorliegen vgl. (Guggenmoos-Holzmann 1995). Da sowohl die Beobachtungswerte der Triathlonstudie ($N=11$), als auch die der Marathonstudie ($N=16$) oben genannte Charakteristika aufweisen, kommen die unten erläuterten Verfahren zur Anwendung. Nicht-parametrische Tests berechnen nicht die Messwerte selbst, sondern deren Rangplätze.

2.5.3.1. Zweistichprobenvergleich bei abhängigen Stichproben

Liegen für 2 abhängige Stichproben die Größe der Veränderung vor, so wendet man den Vorzeichenrangtest nach Wilcoxon an vgl. (Bortz et al. 1990). Die Prüfgröße des Wilcoxon-Tests beruht auf einer Rangreihe der absoluten Wertepaardifferenzen bzw. auf deren Rangplatzsummen (Wilcoxon für Paardifferenzen).
Wir prüfen die Hypothese:

H_0: Beide Stichproben stammen aus Grundgesamtheiten mit gleicher Verteilung.

2.5.3.2. Friedmann-Test für k abhängige Stichproben

Der Friedmann-Test wird eingesetzt, wenn man mehr als 2 abhängige Stichproben hinsichtlich ihrer zentralen Tendenz vergleichen möchte. Der Friedmann-Test wird auch als Rangvarianzanalyse bezeichnet und stellt eine Erweiterung des Wilcoxon-Tests für 2 abhängige Stichproben dar. Im Sinne eines Globalvergleichs testet der Friedmann-Test, "ob die Stichproben 1 bis k aus Populationen mit gleicher zentraler Tendenz stammen (H_0) oder nicht (H_1)" (Bortz et al. 1990).
Wir prüfen die Hypothese:

H_0: Die k Stichproben stammen aus der gleichen Grundgesamtheit.

2.5.3.3. Multiple Vergleiche

Im Rahmen der Marathonstudie interessieren wir uns für die Verläufe verschiedener Laborparameter.

Die Blutentnahme erfolgte zu drei Zeitpunkten. Es gilt, folgende Fragestellungen zu beantworten:

1. Alternativhypothese: „Es gibt generell Veränderungen zwischen den drei Blutentnahmen?" (Globalhypothese)

Nullhypothese: H_1 : ($\kappa_1 = \kappa_2 = \kappa_3$)

Statistisches Verfahren: Friedmann-Test für k=3 abhängige Stichproben

2. Alternativhypothese: „Es gibt Veränderungen zwischen der ersten und zweiten Blutentnahme?" (Einzelhypothese)

Nullhypothese: H_2 : ($\kappa_1 = \kappa_2$)

Statistisches Verfahren: Wilcoxon-Test für k=2 abhängige Stichproben

3. Alternativhypothese: „Es gibt Veränderungen zwischen der ersten und dritten Blutentnahme?" (Einzelhypothese)

Nullhypothese: H_3 : ($\kappa_1 = \kappa_3$)

Statistisches Verfahren: Wilcoxon-Test für k=2 abhängige Stichproben

Bei der hier durchgeführten Vorgehensweise handelt es sich um das Verfahren für den multiplen Vergleich von k=3 Gruppen von Hecker und erklärt sich wie folgt:

Im ersten Analyseschritt wird zunächst ein Globaltest nach Friedmann auf dem Signifikanzniveau α (α=0.05) durchgeführt.

Ist der p-Wert des Friedmann-Tests größer als 0.05 wir die Testprozedur beendet, d.h. sowohl die Globalhypothese (keine Unterschiede zwischen den Zeitpunkten), als auch beide Einzelhypothesen (Veränderungen zur zweiten bzw. zur dritten Blutentnahme gegenüber dem Baselinewert) müssen angenommen werden.

Ist der p-Wert des Friedmann-Tests kleiner oder gleich 0.05, schließt sich ein Einzelvergleich mit Hilfe des Wilcoxon-Tests (α=0.05) an.

3. Ergebnisse

3.1. Einfluss der Hämokonzentration auf die Ergebnisse

Der Verlust des Plasmavolumens unter der Ausdauerbelastung ist nicht zuletzt aufgrund der unbegrenzten Flüssigkeitsaufnahme als sehr gering zu betrachten. Er beträgt beim Triathlon im Median -1,45% (-2,00% bis –1,18%) und beim Marathon im Median -1,95% (-2,57% bis –0,88%).
Trotz dieser geringfügigen Änderung haben wir uns dafür entschieden, wenn statistisch zulässig, einen Korrekturfaktor einfließen zu lassen. In der vorliegenden Untersuchung haben wir die Korrektur mit folgendem Faktor durchgeführt (Keber 1983):

$$F_C = \left[\frac{Hkt_A(1-Hkt_B)}{Hkt_B(1-Hkt_A)}\right]$$

Wobei F_C = Korrekturfaktor
$Hkt_{A,B}$ = Hämatokrit zum Zeitpunkt A bzw. B

3.2. Referenzwerte der Leukozyten und Lymphozytensubpopulationen

Um die gemessenen und ausgewerteten Ergebnisse beurteilen zu können, benötigen wir Referenzbereiche der einzelnen Leukozyten und Lymphozytensubpopulationen. Hierzu finden wir in der Literatur unterschiedliche Angaben, die sich jedoch alle auf einen gemeinsamen Nenner bringen lassen. Bei den einzelnen Untersuchungen wurden verschiedene Probandenkollektive gewählt, so z.B. ein aus gesunden Kontrollpersonen bestehendes (Neumeier et al. 1985) oder aber ein aus Hochleistungssportlern bestehendes Kollektiv. Die Hochschulmedizin der Charite in Berlin hat ebenfalls mit ihrem Analysegerät mehrere Probanden hinsichtlich der Leukozyten und Lymphozytensubpopulationen untersucht, so dass mir mindestens drei unterschiedliche Quellen zur Verfügung standen. Als Vergleich für meine Ergebnisse wählte ich die Referenzbereiche der Charite Berlin, da auch hier die Blutproben analysiert wurden. Anzumerken ist, das die Ergebnisse bei den Hochleistungssportlern einen sehr niedrigen unteren Wert haben, was aber vermutlich im Zusammenhang mit dem Zeitpunkt der Messung zu sehen ist (Erholungsphase).

Referenzbereiche [10^9/l]			
	Charite	Liesen et al (`89)	Neumeier et al (`85)
Leukozyten	4,0 – 10,0		
Lymphozyten	1,0 – 4,0	0,47 – 2,11	
T-Lymphozyten	0,75 – 1,50	0,28 – 1,67	0,73 – 2,24
akt.T-Lymphozyten	0,04 – 0,15		
T-Helferzellen	0,50 – 0,90	0,15 – 0,96	0,44 – 1,54
Supressorzellen	0,20 – 0,65	0,15 – 0,89	0,19 – 0,92
NK-Zellen	0,10 – 0,35	0,015 – 0,22	0,06 – 0,67
B-Lymphozyten	0,15 – 0,50	0,03 – 0,31	

Tab. 5: Referenzbereiche der Leukozyten und Lymphozytensubpopulationen, bei den leeren Feldern lagen keine Ergebnisse vor

3.3. Halle Triathlon

3.3.1. Beschreibung der körperlichen Arbeit

Beim 11. Halle Triathlon handelte es sich um einen Wettkampf in der 2. Bundesliga, der durch einige Starterinnen der Seniorenliga ergänzt wurde. Beide Wettkämpfe wurden aufgrund der geringen Teilnehmerzahl zusammengelegt (insgesamt 21 Starterinnen). Unsere Probandinnen benötigten für die vorgegebene Distanz Zeiten zwischen 02:14:23 (1.Platz) und 02:57:15 (21.Platz).
Der mittlere Gewichtsverlust betrug 1,75 kg. Es gab keine Beschränkung der Flüssigkeitszufuhr.

3.3.2. Analysenergebnisse mit und ohne Korrekturfaktor

3.3.2.1. Leukozyten

Insgesamt gab es bei den Leukozyten, sowohl mit als auch ohne Korrektur, zum Kontrollzeitpunkt direkt nach dem Wettkampf relativ große Schwankungen. Der Minimalwert lag bei 9,53 x 10^9/l, der Maximalwert bei 17,80 x 10^9/l. Im Median lag der Leukozytenwert bei 13,40 x 10^9/l. Hierzu im Vergleich lagen die Ergebnisse mit Korrekturfaktor beim Minimalwert bei 9,2 x 10^9/l, beim Maximalwert bei 17,1 x 10^9/l und im Median bei 12,904 x 10^9/l. Insgesamt kam es somit zu einem Anstieg der Leukozyten (Leukozytose) unter der körperlichen Leistung (p bzw. p* < 0,001).

Leukozyten (x 10^9/l), Ref.-Bereich: 4,0 – 10,0			
	Median	P_{25} bis P_{75}	P
A	5,26	4,8025 bis 6,455	
ΔB	8,19	6,29 bis 9,79	p < 0,001
ΔB*	7,69	5,82 bis 9,26	p*< 0,001

Tabelle 6: Leukozyten; angegeben sind die Medianwerte, der zentrale Perzentilbereich (P_{25} bis P_{75}) sowie das Signifikanzniveau (p[ohne Korrektur]; p*[mit Korrektur]).
A = Ruhewert, ΔB = Differenz zu A zum Zeitpunkt B ohne Korrektur, ΔB* = Differenz zu A zum Zeitpunkt B* mit Korrektur

3.3.2.2. Lymphozyten

Interindividuell zeigten die Lymphozytenwerte zum Kontrollzeitpunkt in diesem weiblichen Kollektiv nur kleine Veränderungen. Der Minimalwert lag bei 0,81 x 10^9/l, der Maximalwert lag bei 1,86 x 10^9/l. Im Median lag die Lymphozyten-Konzentration bei 1,31 x 10^9/l. Mit Korrekturfaktor lag der Minimalwert bei 0,8 x 10^9/l, der Maximalwert bei 1,8 x 10^9/l und der Median bei 1,262 x 10^9/l. Unter körperlicher Leistung kam es hier zu keinem signifikanten Unterschied der Lymphozytenwerte.

Lymphozyten (x 10^9/l), Ref.-Bereich: 1,0 – 4,0			
	Median	P_{25} bis P_{75}	P
A	1,52	1,05 bis 1,59	
ΔB	0,11	- 0,23 bis 0,19	p = 0,883
ΔB*	0,05	- 0,28 bis 0,12	p* = 0,765

Tabelle 7: Lymphozyten; angegeben sind die Medianwerte, der zentrale Perzentilbereich (P_{25} bis P_{75}) sowie das Signifikanzniveau (p[ohne Korrektur]; p*[mit Korrektur]).
A = Ruhewert, ΔB = Differenz zu A zum Zeitpunkt B ohne Korrektur, ΔB* = Differenz zu A zum Zeitpunkt B* mit Korrektur

3.3.2.3 T-Lymphozyten

In diesem weiblichen Kollektiv zeigten die T-Lymphozyten zum Kontrollzeitpunkt relativ geringe Unterschiede; jedoch war ein Unterschied zwischen dem Signifikanzniveau mit und ohne Korrekturfaktor erkennbar. Der Minimalwert lag bei 0,30 x 10^9/l, der Maximalwert lag bei 1,15 x 10^9/l. Im Median lag die T-Lymphozyten-Konzentration bei 0,93 x 10^9/l. Mit Korrektur war der Minimalwert bei 0,30 x 10^9/l, der Maximalwert bei 1,1 x 10^9/l und der Median bei 0,896 x 10^9/l. Unter der körperlichen Leistung ist somit kein signifikanter Anstieg der T-Lymphozyten ersichtlich.

T-Lymphozyten (x 10^9/l), Ref.-Bereich: 0,75 – 1,50			
	Median	P_{25} bis P_{75}	P
A	0,86	0,63 bis 1,15	
ΔB	0,00	- 0,10 bis 0,07	p = 0,939
ΔB*	- 0,02	- 0,14 bis 0,04	p* = 0,365

Tabelle 8: T-Lymphozyten; angegeben sind die Medianwerte, der zentrale Perzentilbereich (P_{25} bis P_{75}) sowie das Signifikanzniveau (p[ohne Korrektur]; p*[mit Korrektur]).
A = Ruhewert, ΔB = Differenz zu A zum Zeitpunkt B ohne Korrektur, ΔB^* = Differenz zu A zum Zeitpunkt B* mit Korrektur

3.3.2.4. aktivierte T-Lymphozyten

Die aktivierten T-Lymphozyten zeigten in diesem weiblichen Kollektiv einen geringfügigen Anstieg. Der Minimalwert liegt bei $0{,}01 \times 10^9/l$, der Maximalwert bei $0{,}09 \times 10^9/l$ und der Median bei 0,04. Mit Korrektur wurde der Minimalwert $0{,}01 \times 10^9/l$, der Maximalwert $0{,}1 \times 10^9/l$ und der Median 0,039 gemessen.

Aktivierte T-Lymphozyten ($\times 10^9/l$), Ref.-Bereich: 0,04 – 0,15			
	Median	P_{25} bis P_{75}	P
A	0,03	0,01 bis 0,04	
ΔB	0,00	- 0,01 bis 0,03	p = 0,375
ΔB^*	0,00	- 0,01 bis + 0,03	p* = 0,638

Tabelle 9: aktivierte T-Lymphozyten; angegeben sind die Medianwerte, der zentrale Perzentilbereich (P_{25} bis P_{75}) sowie das Signifikanzniveau (p[ohne Korrektur]; p*[mit Korrektur]).
A = Ruhewert, ΔB = Differenz zu A zum Zeitpunkt B ohne Korrektur, ΔB^* = Differenz zu A zum Zeitpunkt B* mit Korrektur

3.3.2.5. T-Helferzellen

Die T-Helferzellen zeigten ebenfalls keine wesentlichen Unterschiede. Der Minimalwert liegt bei $0{,}18 \times 10^9/l$, der Maximalwert bei $0{,}69 \times 10^9/l$ und der Median bei $0{,}54 \times 10^9/l$; mit Korrekturfaktor wurde der Minimalwert mit $0{,}2 \times 10^9/l$, der Maximalwert mit $0{,}7 \times 10^9/l$ und der Median mit $0{,}52 \times 10^9/l$ gemessen. Es kam zu keinem signifikanten Anstieg der T-Helferzellen.

T-Helferzellen (x 10^9/l), Ref.-Bereich: 0,50 – 0,90			
	Median	P_{25} bis P_{75}	P
A	0,51	0,37 bis 0,60	
ΔB	0,00	- 0,03 bis 0,07	p = 0,426
ΔB*	- 0,01	- 0,05 bis 0,05	p* = 0,765

Tabelle 10: T-Helferzellen; angegeben sind die Medianwerte, der zentrale Perzentilbereich (P_{25} bis P_{75}) sowie das Signifikanzniveau (p[ohne Korrektur]; p*[mit Korrektur]).
A = Ruhewert, ΔB = Differenz zu A zum Zeitpunkt B ohne Korrektur, ΔB* = Differenz zu A zum Zeitpunkt B* mit Korrektur

3.3.2.6. T-Suppressorzellen

Bei T-Suppressorzellen lag der Minimalwert bei 0,10 x 10^9/l, der Maximalwert bei 0,51 x 10^9/l und der Median bei 0,30 x 10^9/l; mit Korrekturfaktor wurde ein Minimalwert von 0,1 x 10^9/l, ein Maximalwert von 0,5 x 10^9/l und ein Median von 0,289 x 10^9/l gemessen. Es gab keine signifikanten Unterschiede nach der körperlichen Arbeit.

T-Suppressorzellen (x 10^9/l), Ref.-Bereich: 0,20 – 0,65			
	Median	P_{25} bis P_{75}	P
A	0,29	0,19 bis 0,44	
ΔB	- 0,02	- 0,07 bis 0,04	p = 0,215
ΔB*	- 0,03	- 0,08 bis 0,03	p* = 0,123

Tabelle 11: T-Suppressorzellen; angegeben sind die Medianwerte, der zentrale Perzentilbereich (P_{25} bis P_{75}) sowie das Signifikanzniveau (p[ohne Korrektur]; p*[mit Korrektur]).
A = Ruhewert, ΔB = Differenz zu A zum Zeitpunkt B ohne Korrektur, ΔB* = Differenz zu A zum Zeitpunkt B* mit Korrektur

3.3.2.7 NK-Zellen

Die NK-Zellen blieben ebenfalls beinahe konstant. Der Minimalwert wurde mit 0,04 x 10^9/l, der Maximalwert mit 0,7 x 10^9/l und der Median mit 0,13 x 10^9/l gemessen. Mit dem Korrekturfaktor lag das Minimum bei 0,0 x 10^9/l, das Maximum bei 0,7 x 10^9/l und der Median bei 0,125 x 10^9/l.

NK-Zellen (x 10^9/l), Ref.-Bereich: 0,10 – 0,35			
	Median	P_{25} bis P_{75}	P
A	0,15	0,11 bis 0,23	
ΔB	- 0,03	- 0,08 bis 0,03	p = 0,287
ΔB*	- 0,03	- 0,09 bis 0,02	p* = 0,278

Tabelle 12: NK-Zellen; angegeben sind die Medianwerte, der zentrale Perzentilbereich (P_{25} bis P_{75}) sowie das Signifikanzniveau (p[ohne Korrektur]; p*[mit Korrektur]).
A = Ruhewert, ΔB = Differenz zu A zum Zeitpunkt B ohne Korrektur, ΔB* = Differenz zu A zum Zeitpunkt B* mit Korrektur

3.3.2.8 B-Lymphozyten

Bei den B-Lymphozyten kam es auch nur zu einem Anstieg nach der körperlichen Leistung um ca. 40%, der Minimalwert zum Kontrollzeitpunkt war 0,12 x 10^9/l, der Maximalwert 0,31 x 10^9/l und der Median lag bei 0,22 x 10^9/l. Nach der Korrektur wurde der Minimalwert mit 0,1 x 10^9/l, der Maximalwert mit 0,3 x 10^9/l und der Median mit 0,212 x 10^9/l angegeben.

B-Lymphozyten (x 10^9/l), Ref.-Bereich: 0,15 – 0,50			
	Median	P_{25} bis P_{75}	P
A	0,15	0,11 bis 0,23	

ΔB	0,06	- 0,01 bis 0,12	p = 0,142
ΔB*	0,06	- 0,02 bis 0,11	p* = 0,147

Tabelle 13: B-Lymphozyten; angegeben sind die Medianwerte, der zentrale Perzentilbereich (P_{25} bis P_{75}) sowie das Signifikanzniveau (p[ohne Korrektur]; p*[mit Korrektur]).
A = Ruhewert, ΔB = Differenz zu A zum Zeitpunkt B ohne Korrektur, ΔB* = Differenz zu A zum Zeitpunkt B* mit Korrektur

3.4. Berlin Marathon

3.4.1. Beschreibung der körperlichen Leistung

Die Marathonstudie wurde ebenfalls unter Wettkampfbedingungen ausgetragen. Für einen Großteil der Teilnehmerinnen war dieser Marathon der sportliche Höhepunkt des Jahres 1999, auf den sie sich monatelang intensiv vorbereitet haben.
Beim 1999 stattfindenden Berlin Marathon wurde die bestehende Weltbestzeit für Frauen durch die Kenianerin Tegla Lourupe auf 02:20:43 verbessert.
Unsere Teilnehmerinnen erreichten in dem 2577 großen Frauenfeld Zeiten zwischen 02:48:16 (19.Platz) und 05:19:17 (2491.Platz).
Der mittlere Gewichtsverlust betrug 1,19 kg. Eine Beschränkung der Flüssigkeitszufuhr bestand auch hier nicht.

3.4.2. Analysenergebnisse mit und ohne Korrekturfaktor

3.4.2.1 Leukozyten

Interindividuell zeigten die Leukozytenwerte in diesem weiblichen Kollektiv zu den Kontrollzeitpunkten relativ große Unterschiede. Direkt nach dem Wettkampf lag das Minimum bei $10,77 \times 10^9$/l, das Maximum bei $26,22 \times 10^9$/l und der Median bei 17,66. Es kam also zu einem starken Anstieg der Leukozytenwerte (> 200%). 24 h später lag das Minimum wieder bei $3,36 \times 10^9$/l, das Maximum bei $10,56 \times 10^9$/l und der Median bei $7,17 \times 10^9$/l, was nahe an die vor dem Wettkampf abgenommenen Ausgangswerte heranreichte. Mit Korrekturfaktor lag das Minimum direkt nach dem Wettkampf bei 10,46 x 10^9/l, das Maximum bei 25,46 x 10^9/l und der Median bei 17,14 x 10^9/l. 24 h später lag der Minimalwert bei 3,70 x 10^9/l, der Maximalwert bei 11,62 x 10^9/l und der Medianwert bei 7,88 x 10^9/l.

Leukozyten (x 10^9/l), Ref.-Bereich: 4,0 – 10,0			
	Median	P_{25} bis P_{75}	P
A	5,43	4,64 bis 6,45	
ΔB	12,22	9,43 bis 14,78	p < 0,001
ΔC	1,70	0,53 bis 3,06	p < 0,001
ΔB*	11,68	8,99 bis 14,22	P* < 0,001
ΔC*	2,37	1,02 bis 4,04	P* < 0,001

Tabelle 14: Leukozyten; angegeben sind die Medianwerte, der zentrale Perzentilbereich (P_{25} bis P_{75}) sowie das Signifikanzniveau (p[ohne Korrektur]; p*[mit Korrektur]).
A = Ruhewert; ΔB,(C) = Differenz zu A zum Zeitpunkt B,(C) ohne Korrektur; ΔB*,(C*) = Differenz zu A zum Zeitpunkt B*,(C*) mit Korrektur

3.4.2.2. Lymphozyten

Interindividuell zeigten die Lymphozytenwerte in diesem weiblichen Kollektiv relativ starke Veränderungen. Direkt nach dem Wettkampf war das Minimum bei 0,73 x 10^9/l, das Maximum bei 2,71 x 10^9/l und der Median bei 1,58 x 10^9/l (mit Korrektur: Minimum: 0,71 x 10^9/l, Maximum 2,63 x 10^9/l, Median 1,53 x 10^9/l). 24 h nach dem Wettkampf lag das Minimum bei 0,94 x 10^9/l, das Maximum bei 2,10 x 10^9/l und der Median bei 1,49 x 10^9/l (mit Korrektur: Minimum 1,03 x 10^9/l, Maximum 2,31 x 10^9/l, Median 1,63 x 10^9/l).
Im Rahmen der Ausdauerbelastung kam es zu einem Anstieg der Konzentration um über 35%. Am nächsten Tag nahm die Konzentration wieder langsam ab, war allerdings immer noch deutlich erhöht. Bei den Werten mit Korrektur kam es zu einem weiteren Anstieg am darauffolgenden Tag auf über 40%.

Lymphozyten (x 10^9/l), Ref.-Bereich: 1,0 – 4,0			
	Median	P_{25} bis P_{75}	P
A	1,16	0,95 bis 1,32	
ΔB	0,43	0,00 bis 0,73	p = 0,003
ΔC	0,28	0,17 bis 0,57	p < 0,001
ΔB*	0,39	- 0,03 bis 0,68	P* = 0,005
ΔC*	0,41	0,30 bis 0,74	P* < 0,001

Tabelle 15: Lymphozyten; angegeben sind die Medianwerte, der zentrale Perzentilbereich (P_{25} bis P_{75}) sowie das Signifikanzniveau (p[ohne Korrektur]; p*[mit Korrektur]).
A = Ruhewert; ΔB,(C) = Differenz zu A zum Zeitpunkt B,(C) ohne Korrektur; ΔB*,(C*) = Differenz zu A zum Zeitpunkt B*,(C*) mit Korrektur

3.4.2.3. T-Lymphozyten

Interindividuell zeigten die T-Lymphozyten in diesem weiblichen Kollektiv zu den Kontrollzeitpunkten relativ geringe Unterschiede. Der Minimalwert lag bei 0,50 x 10^9/l, der Maximalwert lag bei 2,00 x 10^9/l. Im Median lag die T-Lymphozyten-Konzentration bei 0,98 x 10^9/l. 24 h später lag der Minimalwert bei 0,65 x 10^9/l, der Maximalwert bei 1,43 x 10^9/l und der Median bei 1,01 x 10^9/l. Man erkennt also einen stetigen Anstieg der T-Lymphozyten um fast 20%. Bei den Werten mit Korrekturfaktor kam es sogar zu einem Anstieg auf über 35%.

T-Lymphozyten (x 10^9/l), Ref.-Bereich: 0,75 – 1,50			
	Median	P_{25} bis P_{75}	P
A	0,84	0,62 bis 0,99	
ΔB	0,14	- 0,12 bis 0,44	p = 0,043
ΔC	0,19	- 0,01 bis 0,36	p = 0,004
ΔB*	0,10	- 0,14 bis 0,42	P* = 0,074
ΔC*	0,31	0,06 bis 0,46	P* < 0,001

Tabelle 16: T-Lymphozyten; angegeben sind die Medianwerte, der zentrale Perzentilbereich (P_{25} bis P_{75}) sowie das Signifikanzniveau (p[ohne Korrektur]; p*[mit Korrektur]).
A = Ruhewert; ΔB,(C) = Differenz zu A zum Zeitpunkt B,(C) ohne Korrektur; ΔB*,(C*) = Differenz zu A zum Zeitpunkt B*,(C*) mit Korrektur

3.4.2.4. aktivierte T-Lymphozyten

Nach dem Marathon kam es zu einem Anstieg der aktivierten T-Lymphozyten. Der Minimalwert lag bei 0,00 x 10^9/l, der Maximalwert bei 0,08 x 10^9/l und der Median bei 0,04. Bei der Messung nach 24 h lag das Minimum bei 0,00 x 10^9/l, das Maximum bei 0,09 x 10^9/l und der Median bei 0,02 x 10^9/l. Mit dem Korrekturfaktor war der Medianwert 0,039 x 10^9/l, nach 24h lag er bei 0,021 x 10^9/l.

Aktivierte T-Lymphozyten (x 10^9/l), Ref.-Bereich: 0,04 – 0,15			
	Median	P_{25} bis P_{75}	P
A	0,03		
ΔB	0,02	0,00 bis 0,05	p = 0,141
ΔC	0,00	- 0,02 bis 0,01	p = 0,508
ΔB*	0,02	0,00 bis 0,04	P* = 0,172
ΔC*	0,00	- 0,02 bis 0,01	P* = 0,870

Tabelle 17: aktivierte T-Lymphozyten; angegeben sind die Medianwerte, der zentrale Perzentilbereich (P_{25} bis P_{75}) sowie das Signifikanzniveau (p[ohne Korrektur]; p*[mit Korrektur]).
A = Ruhewert; ΔB,(C) = Differenz zu A zum Zeitpunkt B,(C) ohne Korrektur; ΔB*,(C*) = Differenz zu A zum Zeitpunkt B*,(C*) mit Korrektur
A = Ruhewert, ΔB,(C) = Differenz zu A zum Zeitpunkt B,(C)

3.4.2.5. T-Helferzellen

Nach der körperlichen Leistung kam es bei den T-Helferzellen zu einem Anstieg um ca. 20%, mit Korrektur sogar um ca. 30% nach 24 h. Das Minimum lag hier zwischen $0,27 \times 10^9/l$ und $0,41 \times 10^9/l$, das Maximum zw. $1,37 \times 10^9/l$ und $0,9 \times 10^9/l$. Der Median lag direkt nach dem Wettkampf bei $0,62 \times 10^9/l$, 24 h später bei $0,65 \times 10^9/l$. Mit Korrektur stieg der Median auf $0,6 \times 10^9/l$ nach dem Wettkampf und dann auf 0,71 24 h später an.

T-Helferzellen ($\times 10^9/l$), Ref.-Bereich: 0,50 – 0,90			
	Median	P_{25} bis P_{75}	P
A	0,54		
ΔB	0,12	- 0,03 bis 0,29	p = 0,040
ΔC	0,13	- 0,04 bis 0,27	P = 0,008
ΔB*	0,10	- 0,05 bis 0,27	P* = 0,083
ΔC*	0,20	0,02 bis 0,35	P* < 0,001

Tabelle 18: T-Helferzellen; angegeben sind die Medianwerte, der zentrale Perzentilbereich (P_{25} bis P_{75}) sowie das Signifikanzniveau (p[ohne Korrektur]; p*[mit Korrektur]).
A = Ruhewert; ΔB,(C) = Differenz zu A zum Zeitpunkt B,(C) ohne Korrektur; ΔB*,(C*) = Differenz zu A zum Zeitpunkt B*,(C*) mit Korrektur

3.4.2.6. T-Suppressorzellen

Nach der körperlichen Leistung kam es in diesem weiblichen Kollektiv zu einem Anstieg der T-Suppressorzellen. Der Minimalwert direkt nach dem Wettkampf lag bei $0,12 \times 10^9/l$, der Maximalwert bei $0,63 \times 10^9/l$ und der Medianwert bei $0,31 \times 10^9/l$. 24 h später lag der Minimalwert bei $0,13 \times 10^9/l$, der Maximalwert bei 0,53 und der Medianwert bei $0,32 \times 10^9/l$. Mit Korrekturfaktor war der Anstieg noch deutlicher erkennbar, hier lag der Median direkt nach dem Wettkampf bei $0,301 \times 10^9/l$, 24 h später jedoch schon bei $0,352 \times 10^9/l$

T-Suppressorzellen (x 10^9/l), Ref.-Bereich: 0,20 – 0,65			
	Median	P_{25} bis P_{75}	P
A	0,25		
ΔB	0,05	- 0,04 bis 0,18	p < 0,05
ΔC	0,07	0,01 bis 0,08	p < 0,001
ΔB*	0,04	- 0,04 bis 0,16	P* < 0,083
ΔC*	0,1	0,03 bis 0,12	P* < 0,001

Tabelle 19: T-Suppressorzellen; angegeben sind die Medianwerte, der zentrale Perzentilbereich (P_{25} bis P_{75}) sowie das Signifikanzniveau (p[ohne Korrektur]; p*[mit Korrektur]).
A = Ruhewert; ΔB,(C) = Differenz zu A zum Zeitpunkt B,(C) ohne Korrektur; ΔB*,(C*) = Differenz zu A zum Zeitpunkt B*,(C*) mit Korrektur

3.4.2.7. NK-Zellen

Die NK-Zellen stiegen unmittelbar nach der Ausdauerleistung an, fielen jedoch 24 h später wieder nahe an ihren Ausgangswert ab. Das Minimum lag direkt nach dem Wettkampf bei 0,07 x 10^9/l, das Maximum bei 0,63 x 10^9/l und der Medianwert bei 0,32 x 10^9/l. 24 h später lag das Minimum bei 0,05 x 10^9/l, das Maximum bei 0,33 x 10^9/l und der Median mit 0,12 x 10^9/l unter dem Ausgangswert. Mit Korrektur kam es zu ähnlichen Werten, der Median direkt nach dem Wettkampf lag bei 0,3107 x 10^9/l, 24 h später fiel er wieder auf 0,132 x 10^9/l.

NK-Zellen (x 10^9/l), Ref.-Bereich: 0,10 – 0,35			
	Median	P_{25} bis P_{75}	P
A	0,14		
ΔB	0,08	0,01 bis 0,28	p < 0,002
ΔC	- 0,01	- 0,05 bis 0,03	p < 0,730
ΔB*	0,07	0,01 bis 0,27	P* < 0,003
ΔC*	0,00	- 0,04 bis 0,06	P* < 0,890

Tabelle 20: NK-Zellen; angegeben sind die Medianwerte, der zentrale Perzentilbereich (P_{25} bis P_{75}) sowie das Signifikanzniveau (p[ohne Korrektur]; p*[mit Korrektur]).

A = Ruhewert; ΔB,(C) = Differenz zu A zum Zeitpunkt B,(C) ohne Korrektur; ΔB*,(C*) = Differenz zu A zum Zeitpunkt B*,(C*) mit Korrektur

3.4.2.8. B-Lymphozyten

Bei den B-Lymphozyten kam es zu einem signifikanten Anstieg in den ersten 24 h nach dem Wettkampf. Das Minimum lag 24 h später bei 0,1 x 10^9/l, das Maximum bei 0,29 x 10^9/l und der Median bei 0,175 x 10^9/l, direkt nach dem Wettkampf lag der Minimalwert bei 0,09 x 10^9/l, der Maximalwert bei 0,36 x 10^9/l und der Median bei 0,19 x 10^9/l. Mit Korrekturfaktor lag der Median nach der körperlichen Leistung bei 0,1845 x 10^9/l, 24 h später bei 0,1925 x 10^9/l.

B-Lymphozyten (x 10^9/l), Ref.-Bereich: 0,15 – 0,50			
	Median	P_{25} bis P_{75}	P
A	0,13		
ΔB	0,05	0,01 bis 0,11	p < 0,003
ΔC	0,05	0,02 bis 0,1	p < 0,001
ΔB*	0,04	0,01 bis 0,10	P* < 0,003
ΔC*	0,07	0,03 bis 0,13	P* < 0,001

Tabelle 21: B-Lymphozyten; angegeben sind die Medianwerte, der zentrale Perzentilbereich (P_{25} bis P_{75}) sowie das Signifikanzniveau (p[ohne Korrektur]; p*[mit Korrektur]).

A = Ruhewert; ΔB,(C) = Differenz zu A zum Zeitpunkt B,(C) ohne Korrektur; ΔB*,(C*) = Differenz zu A zum Zeitpunkt B*,(C*) mit Korrektur

3.5. Zusammenfassung der Ergebnisse

3.5.1. Triathlon

	Konz.	Triathlon (vorher) A $\bar{x}$	Triathlon (nachher) ΔB $\bar{x}$	Triathlon (korrigiert) ΔB $\bar{x}$
Leukozyten	10^9/l	5,26	8,19***	7,69***
Lymphozyten	10^9/l	1,52	0,11	0,05
T-Lymphozyten	10^9/l	0,86	0,00	-0,02
akt.T-Lymphozyten	10^9/l	0,03	0,00	0,00
T-Helferzellen	10^9/l	0,51	0,00	-0,01
T-Suppressorzellen	10^9/l	0,29	-0,02	-0,03
NK-Zellen	10^9/l	0,15	-0,03	-0,03
B-Lymphozyten	10^9/l	0,15	0,06	0,06

Tabelle 22: Konz. = Konzentration
$\bar{x}$ = Medianwert
A = Kontrollwert
ΔB $\bar{x}$ = Medianwert der Differenzen zu A
Signifikanzniveaus = * = $p < 0,05$; *** = $p < 0,001$

3.5.2. Marathon

	Konz	Marathon (-24 h) A $\bar{x}$	Marathon (+/- 0 h) ΔB $\bar{x}$	Marathon (korrigiert) ΔB $\bar{x}$	Marathon (+24 h) ΔC $\bar{x}$	Marathon (korrigiert) ΔC $\bar{x}$
Leukozyten	10^9/l	5,43	12,22***	11,68***	1,70***	2,37***
Lymphozyten	10^9/l	1,16	0,43*	0,39*	0,28***	0,41***
T-Lymphozyten	10^9/l	0,84	0,14*	0,10	0,19*	0,31***
akt.T-Lymphozyten	10^9/l	0,03	0,02	0,02	0,00	0,00
T-Helferzellen	10^9/l	0,54	0,12*	0,10	0,13*	0,20***
Suppressorzellen	10^9/l	0,25	0,05*	0,04	0,07***	0,1***
NK-Zellen	10^9/l	0,14	0,08*	0,07*	-0,01	0,00
B-Lymphozyten	10^9/l	0,13	0,05*	0,04*	0,05***	0,07***

Tabelle 23: Konz. = Konzentration
$\bar{x}$ = Medianwert
A = Kontrollwert
ΔB(C) $\bar{x}$ = Medianwert der Differenzen zu A
Signifikanzniveaus = * = $p < 0,05$; *** = $p < 0,001$

4. Diskussion

Sportliche Betätigung wird immer wichtiger für die Menschen unserer Zeit. Verschiedene Studien haben sich in den letzten Jahren mit den Auswirkungen von physischer Belastung auf die Stoffwechselvorgänge des menschlichen Körpers beschäftigt. Bezüglich der Veränderungen der für die Immunabwehr zuständigen Parameter gab es in den letzten Jahren einige Publikationen, die sich jedoch an der Unterschiedlichkeit der zugrundeliegenden leistungsphysiologischen Grundlagen, dem zugrundeliegenden Probandenkollektiv, der unzureichenden Vergleichbarkeit immunologischer Labormethoden sowie den unterschiedlichen Abnahmezeiträumen unterschieden.

In dieser Arbeit wurden Lymphozytensubpopulationen anhand ihrer Oberflächenantigene mit einer in der Literatur häufig verwendeten und anerkannten Standardmethode, der Durchflusszytometrie, zu max. 3 verschiedenen Abnahmezeiträumen bis 24 h nach dem Wettkampf bei ausschließlich weiblichen Probandinnen untersucht.

4.1. Sport und Immunität

Richtig dosierter Sport ist gesund, daran besteht kein Zweifel. Eine regelmäßige sportliche Betätigung, vor allem in einer Ausdauersportart wie Joggen, Walking oder Radfahren, kann das Herzinfarktrisiko halbieren (Gabriel, Kindermann 1997), auch die Anzahl an Infekten der oberen Atemwege kann sich verringern, wenn regelmäßig Sport betrieben wird (Nieman, Pedersen 1999; Gabriel, Kindermann 1997).

Um den erhöhten Sauerstoffbedarf bei einer Ausdauerleistung zu decken, ist eine erhöhte Transportgeschwindigkeit des Blutes mit Steigerung des Herzminutenvolumens notwendig. Dieses ist unter anderem auf eine vermehrte Ausschüttung der Stresshormone Adrenalin und Noradrenalin zurückzuführen.

Neben der Herz-Kreislauf- und Stoffwechselwirkung wirkt Adrenalin auch auf das Immunsystem, unter anderem auf die natürlichen Killerzellen, welche sich, wie auch andere Lymphozytensubpopulationen, von anderen Leukozyten durch unterschiedliche Oberflächenrezeptorcharakteristika unterscheiden. Während akuter körperlicher Belastung kommt es zu einer Änderung der Zusammensetzung der

Lymphozytensubpopulationen (Baum, Liesen 1997; Gleeson, Bishop 2005; Hoffman-Goetz, Pedersen 1994; Nielsen 2003).

Diese Veränderung der Lymphozytensubpopulationen verläuft meistens in einer sogenannten „J-curve", die sich durch eine frühe Leukozytose während der Belastungsphase, einem steilen Abfall der Leukozytenkonzentrationen in der unmittelbaren Nachbelastungsphase und einer weiteren, zweiten Leukozytose während der späteren Nachbelastungsphase auszeichnet (Nielsen 2003; Nieman, Nehlsen-Cannarella 1994).

Inwieweit hierfür unterschiedliche Lymphozytensubpopulationen verantwortlich sind, ist ein Aspekt dieser Arbeit.

Ob diese signifikanten belastungsinduzierten Veränderungen durch die Zellmobilisation aus dem marginalen in den zirkulierenden Blutpool alleinig zu erklären ist, wird in der Literatur unterschiedlich angesehen. Vielmehr scheint es sich um ein multifaktorielles Geschehen zu handeln, bei dem auch Veränderungen des Adhäsionsverhaltens der einzelnen Zellpopulationen mit ihren Untergruppen durch Katecholamine bzw. Glukokortikoide sowie die Belastungsintensität einen auslösenden Faktor haben. In diesem Zusammenhang spielt auch der aerob-anaerobe Übergangsbereich aufgrund der vermehrten sympathischen Aktivierung eine wichtige Rolle (Gabriel, Kindermann 1997; Nielsen, Pedersen 1997; Timmons et al. 2005).

Plasmavolumenveränderungen können hierbei auch zu einem Anstieg der Leukozyten unter Belastung führen (Gabriel, Kindermann 1997), weshalb im weiteren Verlauf der Diskussion und zur besseren Übersicht ausschließlich die korrigierten Laborwerte mit den Plasmavolumenveränderungen betrachtet werden (Kargotich et al. 1997; Keber 1983).

4.2. Charakterisierung der sportlichen Leistung

Dieser Arbeit liegen Ergebnisse zugrunde, die 1999 zum einen während des Halle Triathlon und zum anderen während des Berlin Marathon gewonnen wurden.

Während bei dem Triathlon die Blutentnahmen vor und direkt nach dem Lauf stattfanden, gab es bei dem Marathon insgesamt drei Blutentnahmen: vor dem Lauf, direkt nach dem Lauf und 24 Stunden später.

Die Blutentnahmen und die daraus abgenommenen Laborparameter erfolgten bei einem reinen Frauenkollektiv mit einem Standardverfahren, der Durchflusszytometrie. Es erfolgte die rechnerische und statistische Korrektur der Laborwerte, um Plasmavolumenveränderungen weitestgehend zu neutralisieren. Die Belastungsintensität der sportlichen Leistung bei beiden Untersuchungen ist durchgehend als hoch anzusehen, anders als sie durch ein halbstündiges Fahren auf einem Ergometer erreicht werden kann.

4.3 Untersuchte Parameter

Im folgenden Abschnitt wird auf die einzelnen abgenommenen Laborparameter hinsichtlich der Reaktion auf die sportliche Ausdauerleistung näher eingegangen und diese mit der aktuellen Literatur verglichen, um Gemeinsamkeiten bzw. Unterschiede herauszufinden. Hierbei werden nun nur die Korrekturwerte aufgrund der Plasmavolumenveränderungen diskutiert.

4.3.1. Leukozyten

Die Leukozyten zeigen die Reaktion des menschlichen Körpers auf eine physische oder psychische Stressreaktion. Nach einer Ausdauerleistung kommt es vor allem in den Subpopulationen durch den Anstieg der Lymphozyten zu einer Leukozytose.
In der hier vorliegenden Arbeit kam es sowohl beim Triathlon als auch beim Marathon zu einem signifikanten Anstieg der Leukozyten direkt im Anschluss an den Wettkampf. Beim Triathlon stieg der Medianwert der Differenzen zum Ausgangswert um $7,69 \times 10^9$/l an, beim Marathon kam es zu einer 200% Steigerung um $11,68 \times 10^9$/l, wobei es individuell große Schwankungen gab.
In der Erholungsphase kam es beim Marathon nach 24 h zu einem signifikanten Rückgang der Leukozyten, die nahe an den Ausgangswert heranreichten. Der Medianwert der Differenz zum Ausgangszeitpunkt betrug $2,37 \times 10^9$/l, war also weiterhin noch leicht erhöht.
In der Arbeit von Haq et al kam es ebenfalls direkt nach einem Marathonlauf zu einem deutlichen Anstieg der Leukozyten auf über 200% (Haq et al. 1993). Ähnliche Ergebnisse gab es auch in der Arbeit von Avloniti et al, bei dem auch noch ein

Vergleich zwischen Trainierten und Untrainierten Sportlern gemacht wurde. Die Leukozyten stiegen ebenfalls nach der 2 h Ausdauerleistung deutlich an, fielen in der frühen Erholungsphase (nach 4 h) bereits wieder ab, wobei es interessanter Weise keinen signifikanten Unterschiede zwischen den Trainierten und Untrainierten Sportlern gab (Avloniti et al. 2007).

Potteiger et al hingegen fanden in einem ähnlichen Kollektiv von Trainierten und Untrainierten Sportlern lediglich einen signifikanten Anstieg der Leukozyten bei den Untrainierten direkt im Anschluss an die Ausdauerleistung, bei den Trainierten gab es keine signifikanten Unterschiede (Potteiger et al. 2001).

Auch in den weiteren Arbeiten von Zelazowska, Nielsen, Nieman, Shinkai, Simpson und Rowbottom kam es bei vergleichbaren Ausdauerleistungen zu einer deutlichen Leukozytose, wobei die Arbeiten von Nieman und Simpson sowohl in den Intensitäten, den Abnahmezeiträumen und der Methodik mittels der Durchflusszytometrie der hier vorliegenden Arbeit am nächsten kamen (Zelazowska et al. 1997; Nielsen et al. 1996; Nieman et al. 1989; Shinkai et al. 1992; Simpson et al. 2006; Rowbottom, Green 2000).

Mit den hier erhobenen Daten ist, wie bereits in anderen Arbeiten gezeigt wurde, ein deutlicher Zusammenhang zwischen der Ausdauerleistung und einer Leukozytose erkennbar, die nach 24 h, also in der Erholungsphase, sich wieder den Ausgangswerten annähert. Der schnelle Anstieg ist vermutlich, wie weiter unten beschrieben wird, vor allem überwiegend durch die schnelle Mobilisierung der NK-Zellen aus dem peripheren Blut zu erklären.

4.3.2. Lymphozyten

Als wichtiger Parameter für den Anstieg der Leukozyten nach einer körperlichen Leistung gelten neben den Neutrophilen Granulozyten und den Monozyten, die aus der myeloiden Vorläuferzelle hervorgehen, vor allem die Lymphozyten mit ihren Subpopulationen, die aus der allgemeinen lymphatischen Vorläuferzelle hervorgehen. Hierzu zählen sowohl die lymphatischen Zellen der zellulären als auch die der humoralen Immunabwehr. Im Weiteren wurden vor allem die T-Lymphozyten mit ihren Subpopulationen (CD3, CD4, CD8, DR, CD16 + 56) sowie die B-Lymphozyten (CD 19) untersucht.

Beim Triathlon kam es zu keinem Unterschied bei den Lymphozyten nach dem Wettkampf. Es kam lediglich zu einer geringen Lymphozytose, die jedoch nicht signifikant war.

Beim Marathon kam es zu einer signifikanten Lymphozytose im Medianwert um 0,39 x 10^9/l, die sich auch nach 24 h weiter auf 0,41 x 10^9/l erhöhte. Es kam also in der Erholungsphase nicht zu einem Abfall der erhöhten Lymphozytenwerte sondern weiter zu einem Anstieg, insgesamt um 40%, im Vergleich zu dem Ausgangswert.

In der Arbeit von Gabriel, bei der männliche Sportler auf einem Ergometer 60 s bei > 500 Watt fuhren, kam es ebenfalls zu einer Lymphozytose im Anschluss an die körperliche Leistung, jedoch zeigte sich nach 24 h ein Rückgang der Lymphozytenwerte unter die Ausgangswerte (Gabriel et al. 1992).

Eine mögliche Erklärung für unsere auch nach 24 h noch weiter ansteigenden Werte ist vielleicht die Intensität und die Dauer der Ausdauerleistung. Gabriel spricht von einer sofortigen Katecholamin-induzierten Leuko- bzw. Lymphozytose bis 1,5 h nach der Ausdauerleistung, einem darauffolgendem Abfall der Leuko- bzw. Lymphozytenwerte und einer im Anschluss daran verzögerten Leukozytose, die vermutlich Cortisol-induziert ist (Gabriel, Kindermann 1997).

Bei Haq kam es zwar zu einer Leukozytose nach der körperlichen Leistung, wobei direkt nach dem Marathon eine Reduktion der Lymphozyten (CD3) gezeigt werden konnte. Dieses führten die Autoren auf den durch Stress induzierten erhöhten Serum-Cortisolspiegel zurück und nicht auf die Hämokonzentration (Haq et al. 1993).

In den Arbeiten von Zelazowska und Shinkai kam es ebenfalls nach der Ausdauerleistung zu einer sofortigen Lymphozytose, bereits nach 40 min (Zelazowska et al. 1997) bzw. nach 2 h (Shinkai et al. 1992) kam es schon wieder zu einem Abfall der Lymphozyten auf Werte unterhalb der Ausgangswerte, wobei es leider keine späteren Abnahmezeitpunkte gab, so dass nicht erkennbar ist, ob es vielleicht doch noch zu einer verzögerten zweiten Leukozytose innerhalb von 24 h gekommen wäre.

Nieman und Simpson kamen bei Ihren Arbeiten zu ähnlichen Ergebnissen wie die hier vorliegende Arbeit. Bei beiden Arbeiten handelte es sich bei der Intensität der körperlichen Leistung um einen Marathonlauf (Nieman) bzw. um eine 2 h schwere körperliche Leistung (Simpson), die Abnahmezeitpunkte wurden bis 21 h nach (Nieman) bzw. 24 h nach (Simpson) der körperlichen Leistung geführt und ebenfalls mittels Durchflusszytometrie berechnet.

In beiden Arbeiten kam es zu einer Lymphozytose direkt nach dem Wettkampf, die sich nach 21 h bzw. 24 h wieder auf die Ausgangswerte zurückbildete (Nieman et al. 1989; Simpson et al. 2006). In beiden Arbeiten waren jedoch im Gegensatz zu der vorliegenden Arbeit ausschließlich Männer die Probanden.

4.3.3. T-Lymphozyten

Die T-Lymphozyten sind für die Zerstörung von intrazellulären Krankheitserregern zuständig. Sie sind für die zellvermittelte Immunantwort der adaptiven Immunität verantwortlich. Man unterscheidet vor allem aktivierte T-Zellen (CD3/DR), T-Helferzellen (CD3/CD4) und T-Suppressorzellen (zytotoxische T-Zellen; CD3/CD8).
Beim Triathlon kam es zu keiner signifikanten Erhöhung der T-Lymphozyten, die Werte waren vor und nach dem Wettkampf nahezu identisch.
Beim Marathon kam es direkt im Anschluss an den Wettkampf ebenfalls zu keiner signifikanten Erhöhung der T-Lymphozyten, jedoch zeigte sich nach 24 h eine signifikante Steigerung der T-Lymphozyten um 0,31 x 10^9/l auf einen Medianwert von 1,15 x 10^9/l, was einer 35% Steigerung entspricht.
In der Arbeit von Haq, der ebenfalls nach einem Marathonlauf die T-Lymphozyten untersuchte, kam es zu einem signifikanten Abfall der T-Lymphozyten direkt im Anschluss an den Wettkampf, einen weiteren Abnahmezeitpunkt gab es jedoch nicht, so dass über den Verlauf nach 24 h keine Aussage gemacht werden konnte (Haq et al. 1993).
Zu ähnlichen Ergebnissen kamen die Arbeitsgruppen von Nieman und Simpson. In beiden Arbeiten zeigte sich ebenfalls kein signifikanter Anstieg der T-Lymphozyten im Anschluss an die körperliche Leistung und in der Erholungsphase nach 21 h (Nieman) bzw. 24 h (Simpson) nach der körperlichen Leistung näherten sich die Werte an die Ausganswerte bzw. unterhalb dieser an (Nieman et al. 1995; Simpson et al. 2006).
In der Arbeit von Potteiger zeigte sich, dass es bei den untrainierten Sportlern zu einem Abfall der T-Lymphozyten kam, wohingegen bei den trainierten Sportlern kein Unterschied festzustellen war, weder ein Abfall noch ein Anstieg nach der körperlichen Leistung (Potteiger et al. 2001). Die Arbeit von Beshgetoor verglich die T.Lymphozyten bei weiblichen Athletinnen während eines Trainings mit untrainierten Probandinnen und konnte in allen Subpopulationen keine signifikanten Unterschiede finden (Beshgetoor et

al. 2004). Bauer konnte in seiner Arbeit bei einem anderen Probandenkollektiv (ältere Menschen), zeigen, dass es direkt im Anschluss und 4 h nach dem Wettkampf zu einem signifikanten Anstieg der T-Lymphozyten kam. Interessant an der Arbeit ist auch die Tatsache, dass bei den Proben ebenfalls die Hämokonzentration berücksichtigt wurde (Bauer, Weisser 2002).

Bei uns kam es ebenfalls bei beiden Wettkämpfen direkt im Anschluss zu keiner Erhöhung der T-Lymphozyten, nach 24 h stiegen jedoch die T-Lymphozyten im Marathon Kollektiv an. In der mir vorliegenden Literatur konnte ich keine vergleichende Arbeit finden, bei der es ebenfalls nach 24 h zu einem signifikanten Anstieg der T-Lymphozyten kam. Der einzig erkennbare Unterschied zu den Vergleichsarbeiten besteht darin, dass es sich ausschließlich um weibliche Athletinnen handelte.

4.3.4. aktivierte T-Lymphozyten

Der zelluläre Aktivierungsgrad (Anzahl CD3/DR T-Zellen) stellt den einzigen Hinweis der Reaktionsfähigkeit der T-Lymphozyten und die damit verbundene Auseinandersetzung des Immunsystems mit Erregern dar. Sie kann auch zur Aktivitätsbeurteilung bei Autoimmunerkrankungen oder Malignomen herangezogen werden.

Beim Triathlon und Marathon kam es direkt nach dem Wettkampf bzw. beim Marathon auch nach 24 h zu keiner signifikanten Veränderung der aktivierten T-Lymphozyten, so dass in unserem Kollektiv der Aktivitätsgrad der T-Lymphozyten nicht durch die körperliche Leistung beeinflusst wurde.

In der mir vorliegenden Literatur konnte ich keine vergleichbaren Arbeiten finden, bei denen die aktivierten T-Lymphozyten untersucht wurden.

4.3.5. T-Helferzellen

Zu den T-Helferzellen gehören zwei Untergruppen, die T_H1- und T_H2- Zellen, die unterschiedliche Aufgaben in der zellvermittelten Immunantwort haben.

Die T_H1-Zellen aktivieren Makrophagen und veranlassen die Fusion der Lysosomen mit den intrazellulären, bakteriellen Vesikeln. Zusätzlich stimulieren sie Phagozyten und setzen Zytokine frei. T_H2-Zellen spielen bei extrazellulären Erregern eine wichtige Rolle, da sie unter anderem die B-Zellen aktivieren, als Einfluss auf die humorale Immunabwehr nehmen.

Beim Triathlon kam es zu keinen signifikanten Veränderungen der T-Helferzellen direkt im Anschluss an die körperliche Leistung.

Beim Marathon zeigten sich im Anschluss an den Wettkampf keine signifikante Veränderungen der T-Helferzellen, jedoch kam es nach 24 h zu einem Anstieg der Werte um 30%, der Medianwert lag nach 24 h bei 0,74 x 10^9/l.

Bei Haq kam es zu keiner signifikanten Erhöhung der T-Helferzellen nach der körperlichen Leistung, einen vergleichbaren Abnahmezeitpunkt 24 h nach dem Wettkampf gab es jedoch nicht (Haq et al. 1993).

In der Arbeit von Nielsen kam es nach 6 min auf dem Ruderergometer mit hohen Wattzahlen direkt im Anschluss bzw. bis 2 h nach der körperlichen Leistung zu einem Anstieg der T-Helferzellen. Weitere Abnahmezeitpunkte wurden hier nicht gewählt (Nielsen et al. 1996).

Niemann, der ja hinsichtlich der Intensität, Dauer und den Abnahmezeitpunkten ähnliche Vorgaben hatte, wie meine Arbeit, kam zu dem Ergebnis, dass sich die T-Helferzellen innerhalb von 21 h nach dem Wettkampf nicht signifikant veränderten (Nieman et al. 1989).

In der Arbeit von Simpson zeigte sich nach der körperlichen Leistung bereits ein signifikanter Anstieg der T-Helferzellen, die bereits nach 1,5 h wieder unter die Ausgangswerte abfielen und sich bis 24 h danach um die Ausgangswerte einpendelten (Simpson et al. 2006).

In der Arbeit von Bauer, bei der ältere Menschen (68 +/- 5,6 Jahre) als Probanden dienten, kam es im Anschluss an die körperliche Leistung sowie nach 4 h zu einem signifikanten Anstieg der T-Helferzellen, also zu ähnlichen Beobachtungen wie in unserer Arbeit, bei jedoch einem völlig anderem Kollektiv und nicht so intensiver körperlicher Leistung (Bauer, Weisser 2002).

Bei unserer Untersuchung kam es bei beiden Wettkämpfen direkt im Anschluss an die körperliche Leistung zu keiner signifikanten Erhöhung. Vergleicht man diese Ergebnisse mit der Literatur, so liegt die Vermutung auf der Hand, dass es erst mit einer 1-2 stündigen Verzögerung zu einem Anstieg der T-Helferzellen kommt. In den meisten Arbeiten kam es jedoch in der weiteren Erholungsphase wieder zu einem Abfall der T-Helferzellen um den Ausgangswert herum. Bei uns kam es jedoch zu einer signifikanten

Erhöhung nach 24 h, was zum einen an der Intensität und Dauer der körperlichen Leistung liegen mag, in den Arbeiten von Haq und Nielsen, lag zwar eine ähnliche Belastungsdauer und -intensität vor, jedoch fehlte der spätere Abnahmezeitpunkt nach 24 h, zum anderen aber auch an den ausschließlich weiblichen Athletinnen.

4.3.6. T-Suppressorzellen

Die T-Suppressorzellen, oder auch zytotoxische T-Zellen genannt, wirken bei der zellvermittelten Immunantwort am direktesten, indem sie intrazellulär die durch die Krankheitserreger freigesetzten Antigene direkt erkennen und diese Zellen, z. B. durch Nucleasen, abtöten.
Beim Triathlon kam es zu keinen signifikanten Veränderungen der T-Suppressorzellen, tendenziell kam es sogar eher zu einem geringen Abfall.
Beim Marathon kam es direkt nach dem Wettkampf zu keinen signifikanten Veränderungen der T-Suppressorzellen, jedoch stieg die Zahl der T- Suppressorzellen nach 24 h signifikant im Medianwert um $0,1 \times 10^9$/l auf $0,352 \times 10^9$/l an.
In der Arbeit von Haq kam es im Anschluss an die körperliche Leistung zu keinen signifikanten Veränderungen der T-Suppressorzellen (Haq et al. 1993).
Nielsen hingegen konnte zeigen, dass es bereits 2 h nach der körperlichen Leistung zu einem Abfall der T-Suppressorzellen unterhalb der Ausgangswerte kam (Nielsen et al. 1996).
Zu ähnlichen Ergebnissen kam auch Nieman, bei dem es ebenfalls zu einem Abfall der T-Suppressorzellen nach der körperlichen Leistung kam, was zu einer erhöhten T4/ T8-Ratio führte (Nieman et al. 1989).
Bei Simpson kam es direkt nach intensiver körperlicher Leistung zunächst zu einem Anstieg der T-Suppressorzellen, bevor sie bereits nach 1 h wieder auf die Ausgangswerte abfielen, entgegengesetzt zu unseren Ergebnissen, die ja erst nach 24 h anstiegen (Simpson et al. 2006).
In der Arbeit von Bauer, auf die ich mich ebenfalls schon mal berufen habe, kam es zu keiner signifikanten Veränderung der T-Suppressorzellen bis 4 h nach der körperlichen Leistung (Bauer, Weisser 2002).
Wenn man alles zusammenfasst, so zeigte sich in der Literatur mehrheitlich ein Abfall

der T-Suppressorzellen nach körperlicher Leistung, in jedem Fall kam es nicht zu einem signifikanten Anstieg nach 24 h. Als Erklärung hierfür kann man als Unterschiede die Intensität und das reine Frauenkollektiv heranziehen.

4.3.7. CD4/ CD8-Ratio

Hierbei handelt es sich um einen Quotienten bestehend aus CD4 positiven T-Helferzellen und CD8 positiven T-Suppressorzellen.
Der Normwert des Quotienten liegt zwischen 1,4 und je nach Literaturnachweis 2,5 bzw. 3,5.
Dabei wird ein permanent verminderter Anteil der CD4 positiven T-Helferzellen bei erniedrigter T4/T8-Ratio z.B. bei einem fortgeschrittenen HIV-Infekt, beim SLE und bei der juvenilen rheumatoiden Arthritis beobachtet.
Eine permanent erhöhte T4-Zellzahl kann Folge einer klonalen T4-Zellproliferation (T-CLL vom Helferzelltyp, Sezary-Syndrom) sein. Ein akuter Anstieg der CD4 positiven T-Helferzellen mit erhöhter T4/T8-Ratio wurde bei akuten Schüben chron. Erkrankungen, bei Allergien und der atopischen Dermatitis beschrieben. Ein akuter Anstieg der CD8 positiven T-Suppressorzellen T-Zellen geht mit einer niedrigen T4/T8-Ratio einher. Diese Konstellation deutet in der Regel auf eine Immunstimulation hin, wie sie z.B. im Rahmen viraler Infektionen (EBV, CMV, VZV) vorliegt. Ein permanent hoher CD8-Anteil der T-Lymphozytensubpopulationen liegt bei malignen Lymphomen vom Suppressor-T-Zelltyp vor. Ein permanent niedriger CD8-Anteil mit erhöhter T4/T8-Ratio tritt gelegentlich autoantikörperassoziiert bei aktivem SLE auf (Murphy et al. 2009; Classen et al. 2004; Hasegawa, Naiki 2004).
Beim Triathlon gab es keine signifikante Veränderung der T4/T8-Ratio.
Vor dem Wettkampf lag der Quotient bei 1,76 nach dem Wettkampf bei 1,92. Beim Marathon lag der Quotient vor dem Wettkampf bei 2,16, direkt danach bei 2,21 und nach 24 h bei 2,11. Dies lag vor allem daran, dass es in meinem Kollektiv, wie oben beschrieben, sowohl bei den T-Helferzellen als auch bei den T-Suppressorzellen zu einem gemeinsamen Anstieg kam.
In den Arbeiten von Niemann und Nielsen kam es aufgrund der unveränderten Werte der T-Helferzellen und der sogar eher fallenden Werte der T-Suppressorzellen zu einem Anstieg der T4/T8-Ratio auf bis zu 40% (Nielsen et al. 1996; Nieman et al. 1989), bei

der Arbeit von Bauer war es eher der Anstieg der T-Helferzellen bei gleichbleibender Anzahl der T-Suppressorzellen (Bauer, Weisser 2002). Der Anstieg der T4/T8-Ratio nach einer körperlichen Leistung zeigt, dass es lediglich zu einer Veränderung der T-Helferzellen in die eine bzw. T-Suppressorzellen in die andere Richtung kommt, vergleichbar mit der zellvermittelten Immunantwort bei der atopischen Dermatitis, einer Allergie bzw. einer Aktivierung des Immunsystems bei Erkrankungen des rheumatischen Formenkreises, wie dem SLE.

Bei unseren Ergebnissen kam es zu aufgrund der oben beschriebenen Ergebnisse bei den T-Helferzellen und den T-Suppressorzellen zu keiner signifikanten Veränderung, so dass die T4/T8-Ratio hinsichtlich einer erhöhten Infektanfälligkeit bzw. Immunsuppression nach einer Ausdauerleistung nicht aussagekräftig ist.

4.3.8. NK-Zellen

Bei den NK-Zellen handelt es sich um non-T-/ non-B-Zellen, die in einem begrenzten Spektrum anormale Zellen erkennen und abtöten können. Sie sind ein wichtiger Bestandteil der angeborenen Immunität. Sie sind Effektoren der antikörperabhängigen, zellvermittelten Zytotoxizität und agieren in der frühen Phase der Infektion, sind also in der 1. Reihe der Immunabwehr tätig und werden auch als Sprinter der Immunabwehr bezeichnet (Gabriel, Kindermann 1997).

Beim Triathlon kam es im Anschluss an die körperliche Leistung zu keinen signifikanten Veränderungen der NK-Zellen, es zeigte sich eher in der Gesamtheit ein Rückgang der Konzentration.

Beim Marathon kam es direkt nach dem Wettkampf zu einem signifikanten Anstieg der NK-Zellen im Medianwert um 0,07 x 10^9/l, entsprechend einer 50% Steigerung, während die Werte nach 24 h sich wieder an die Ausgangswerte annäherten.

In der Literatur zeigte sich bei den NK-Zellen ein ähnliches Verhalten wie bei den Probandinnen des Marathons. Haq konnte ebenfalls einen signifikanten Anstieg der NK-Zellen im Anschluss an die körperliche Leistung zeigen, weitere Abnahmezeitpunkte gab es nicht (Haq et al. 1993).

Nielsen konnte bei 10 Männern nach einer 6 min intensiven Belastung auf dem Ruder-Ergometer ebenfalls einen sofortigen deutlichen Anstieg der NK-Zellen auf bis das 7-fache zeigen, der letzte Abnahmezeitpunkt war 2 h nach der körperlichen Leistung, wo die Werte bereits wieder rückläufig waren (Nielsen et al. 1996). Beide Arbeiten sind nur bedingt vergleichbar, da bei beiden männliche Athleten als Probanden dienten, die körperliche Leistung zumindest in der Intensitätsdauer auch große Unterschiede aufwies und letztendlich ein Abnahmezeitpunkt nach 24 h fehlte.

Bei der Arbeit von Shinkai kam es bei 20 Männern, die 60 min auf dem Fahrradergometer fuhren, direkt nach der körperlichen Leistung zu einem deutlichen Anstieg der NK-Zellen, die nach 30 min bzw. 60 min schon deutlich (hälftig) auf Werte unterhalb der Ausgangswerte abfielen, um sich nach 120 min im Normbereich zu normalisieren (Shinkai et al. 1992). Auch hier waren die Probanden ausschließlich Männer und ein späterer Abnahmezeitpunkt wurde nicht gewählt. Ähnlich gestaltet sich die Arbeit von Scharhag et al., bei der die NK-Zellen bereits während der Ausdauerleistung, moderate Belastung auf dem Ergometer über insgesamt 4 h, deutlich anstiegen und in der frühen Erholungsphase nach 30 – 60 min wieder auf die Ausgangswerte abfielen (Scharhag et al. 2005).

Eine interessante Arbeit ist die von Moyna. Hier wurden männliche und weibliche Athleten nach einer definierten körperlichen Leistung von 3 x 6 min bei unterschiedlichen Intensitäten hinsichtlich der NK-Zellen miteinander verglichen. Es zeigte sich kein Unterschied zwischen den beiden Gruppen, bei beiden kam es bereits während der körperlichen Leistung zu einem signifikanten Anstieg der NK-Zellen, der letzte Abnahmezeitpunkt lag hier ebenfalls bei 2 h (Moyna et al. 1996).

Beim Triathlon konnte nach dem Wettkampf kein Unterschied bei den NK-Zellen gemessen werden, was ansonsten in den Vergleichsarbeiten nicht vor kam. Die Ergebnisse beim Marathon sind so, wie sie auch in vielen Arbeiten gemacht wurden. Der spätere Abnahmezeitpunkt nach 24 h zeigte, das die NK-Zellen zwar sehr schnell und stark anstiegen, jedoch innerhalb von 24 h sich auch schon wieder normalisierten, was vermutlich an der raschen Aktivierung der NK-Zellen aus dem peripheren Blutpool durch die gesteigerte Katecholaminfreisetzung liegt (Gleeson, Bishop 2005; Gabriel, Kindermann 1997).

4.3.9. B-Lymphozyten

Die B-Lymphozyten sind, wie bereits oben beschrieben, die Zellen der humoralen Immunabwehr, die durch Bildung und Sezernierung von Antikörpern die extrazellulären Mikroorganismen zerstören und die Verbreitung von intrazellulären Infektionen verhindern. Hierbei kommt es auch zu einer Interaktion mit der zellulären Immunität, da die T-Helferzellen die Aktivierung der B-Zellen und die Differenzierung zu antikörpersezernierenden Zellen durch Antigenpräsentierung triggern.

Beim Triathlon kam es nach dem Wettkampf zu keiner signifikanten Erhöhung der B-Lymphozyten, in der Tendenz jedoch zu einem geringen Anstieg der Konzentration.

Beim Marathon kam es sowohl nach dem Wettkampf als auch nach 24 h zu einer signifikanten Erhöhung der B-Lymphozyten, im Medianwert um 0,04 x 10^9/l bzw. 0,07 x 10^9/l, was einer 50% Steigerung entspricht.

In der Arbeit von Niemann zeigte sich ebenfalls ein Anstieg der B-Lymphozyten nach 3 min und 6 h nach dem Wettkampf, die sich nach 21 h wieder an die Ausgangskonzentration annäherten (Nieman et al. 1989).

Bei Nielsen kam es ebenfalls direkt im Anschluss an die körperliche Leistung zu einem Anstieg der B-Lymphozyten, die Werte blieben auch nach 2 h noch erhöht, weitere Abnahmezeitpunkte lagen nicht vor (Nielsen et al. 1996). Bei beiden waren wiederum Männer die Probanden, die Intensität in beiden Arbeiten ist eher als mittelstark anzusehen.

Shinkai bestimmte die B-Lymphozyten ebenfalls bei Männern, die 60 min auf einem Fahrradergometer bei mittlerer Leistung absolvierten. Hier wurde schon während der körperliche Arbeit die Konzentration bestimmt und im Anschluss daran bis 2 h danach. Es kam bereits während der Ausdauerleistung zu einem Anstieg der B-Lymphozyten, die in der Erholungsphase unter die Ausgangswerte abfielen und sich nach 2 h an dieselben wieder annäherten (Shinkai et al. 1992).

Bei der Arbeit von Simpson, in der verschiedene Belastungsintensitäten bei männlichen Fahrradfahrern miteinander verglichen wurden, zeigte sich ein signifikanter Anstieg der B-Lymphozyten bereits während der körperlichen Leistung, 1 h danach kam es bereits zu einem Abfall unterhalb der Ausgangskonzentration die sich nach 24 h wieder normalisierten (Simpson et al. 2006).

Insgesamt zeigte sich in der vorliegenden Literatur ein Anstieg der B-Lymphozyten im Anschluss an den Wettkampf, was sich in unserer Arbeit beim Marathon ebenfalls zeigte. Beim Triathlon hingegen kam es zu keiner signifikanten Veränderung, wobei nicht eindeutig erklärbar ist, woran dieses gelegen haben mag, da es in der Literatur auch bei unterschiedlichen Belastungsintensitäten zu einem Anstieg der B-Lymphozyten kam.

Bei unserem Abnahmezeitpunkt nach 24 h zeigte sich jedoch entgegen der oben zitierten Literatur ein weiterer Anstieg der B-Lymphozyten. Ob dies an der hohen Belastung und der Intensität oder den ausschließlich weiblichen Athletinnen liegen mag, ist als diskussionswürdig anzusehen.

5. Zusammenfassung

Viele Publikationen der letzten Jahre beschäftigten sich mit den Auswirkungen von sportlicher Leistung auf das Immunsystem.
Hierbei wurden jedoch immer wieder verschiedene Leistungsintensitäten, Belastungszeiten, unterschiedliche Probandenkollektive, aber auch verschiedene Abnahmezeitpunkte und auch uneinheitliche Messmethoden und statistische Auswertungen benutzt, so dass die Ergebnisse nicht allesamt miteinander vergleichbar waren.
Ziel dieser Arbeit war es, eine praxisrelevante körperliche Extremleistung zu erreichen, weshalb klassische Ausdauerwettbewerbe wie der Halle Triathlon und der Berlin Marathon gewählt wurden. Das Probandenkollektiv bestand weltweit erstmals ausschließlich aus trainierten, weiblichen Athletinnen, mit einem Durchschnittsalter von 29 Jahren und einer wöchentlichen Trainingszeit von 10 h beim Triathlon bzw. einem Durchschnittsalter von 40,5 Jahren und einer wöchentlichen Trainingszeit von 6,5 h beim Marathon.
Zur Bestimmung der Gesamtleukozyten und Lymphozytensubpopulationen wurde ein anerkanntes, standardisiertes Verfahren, die Durchflusszytometrie, verwendet. Die Abnahmezeitpunkte wurden vor dem Wettkampf, direkt im Anschluss an den Wettkampf und 24 h später in der Erholungsphase (nur beim Marathon) gewählt.
Die statistische Auswertung erfolgte, unter Beachtung des Korrekturfaktors für die Hämokonzentration, nach verschiedenen nicht-parametrischen Testverfahren, unter anderem dem Friedmann-Test und dem Wilcoxon-Test. Als Signifikanzniveau wurde ein p-Wert < 0,05 bzw. 0,001 gewählt. Im weiteren Verlauf der Arbeit, vor allem bei der Diskussion, wurden ausschließlich die Werte mit Korrekturfaktor anhand der Literatur verglichen.
Beim Triathlon kam es nur zu einer signifikanten Änderung der Leukozyten, im Medianwert um einen Anstieg von $7,69 \times 10^9/l$ Einheiten auf $12,9 \times 10^9/l$. Die weiteren Laborparameter ergaben keine signifikanten Änderungen.
Beim Marathon kam es ebenfalls zu einer signifikanten Leukozytose, im Medianwert um einen Anstieg von $11,68 \times 10^9/l$ Einheiten, die in der Erholungsphase nach 24 h wieder rückläufig war, aber auch dort immer noch signifikant erhöht blieben. Dies entspricht dem in der Literatur beschriebenen Verlauf, wobei ein Abfall der Leukozyten 1-2 h nach

der körperlichen Leistung mit einer zweiten Leukozytose, der sogenannten „J-curve", durch fehlende Abnahmezeitpunkte, nicht belegt werden konnte. Der Anstieg der Leukozyten ist hauptsächlich auf die Lymphozyten und die neutrophilen Granulozyten zurückzuführen (Pedersen et al. 1998).

In der vorgelegten Studie kam es direkt im Anschluss an den Wettkampf vor allem zu einer signifikanten Lymphozytose, hier vor allem bei den NK-Zellen und den B-Lymphozyten, wobei es nicht zu einem überaus verstärkten Anstieg der NK-Zellen im Vergleich zu den anderen Subpopulationen kam, wie es häufig in der Literatur beschrieben wurde. Dies liegt vermutlich an der schnellen Bereitstellung und Rekrutierung der NK-Zellen durch Ausschüttung von Streßhormonen aus dem peripheren Blut, da sie als 1. Abwehrlinie gelten. Sie sind die „Sprinter" der Immunabwehr (Gabriel, Kindermann 1997).

Im Gegensatz zu vielen Publikationen kam es bei uns zu einem Anstieg der B-Zellen und der T-Suppressorzellen, was beides nicht für eine erhöhte Infektanfälligkeit spricht. Interessanterweise kam es nach 24 h bei allen Werten, bis auf die aktivierten T-Zellen und die NK-Zellen, zu einer weiteren Erhöhung der Konzentrationen. In den vergleichenden Studien der Literatur zeigte sich ein Abfall der T-Lymphozyten, insbesondere der T-Helferzellen, oftmals auf Werte unterhalb der Ausgangskonzentrationen. Der dort beschriebene Abfall der T4/T8-Ratio, wurde als Indikator für eine Immunsuppression mit daraus resultierender erhöhter Infektanfälligkeit angesehen. Bei uns kam es aufgrund des Anstiegs sowohl der T-Helferzellen (T4) als auch der T-Suppressorzellen (T8) zu keiner signifikanten Veränderung der T4/T8-Ratio. Eine mögliche Erklärung für diese unterschiedlichen Befunde könnte die sehr hohe Belastungsintensität gekoppelt mit der Dauer und das ausschließlich weibliche Probandenkollektiv darstellen.

Der Abfall der NK-Zellen lässt sich aufgrund der schnelleren Aktivierung und Rekrutierung aus dem peripheren Blut durch Streßhormone erklären, die nach der Beendigung der körperlichen Leistung ebenfalls durch den Abfall des Herzminutenvolumens und dem Blutdruck abnehmen.

Wenn man beide Wettkämpfe miteinander vergleicht, so fällt auf, dass es beim Triathlon neben den Leukozyten nicht zu weiteren signifikanten Veränderungen der Lymphozytensubpopulationen, und hier vor allem der NK-Zellen, kam. Da bei beiden Gruppen ausschließlich weibliche Athletinnen als Probandinnen dienten, ist ein

Unterschied nur in der Belastungsintensität- und Dauer zu finden, die beim Marathon deutlich erhöht ist.

Gegenstand weiterer Untersuchungen sollte die Messung von früheren und vor allem späteren Abnahmezeitpunkte beinhalten. Bei früheren Abnahmezeitpunkten würde man wahrscheinlich den Anstieg der verzögerten Leukozytose besser darstellen können. Insgesamt zeigte die vorliegende Arbeit, dass es nach der körperlichen Leistung, auch bei ausschließlich weiblichen Athletinnen, zu einem akuten Anstieg der Gesamtleukozyten, und hier vor allem auch der Lymphozytensubpopulationen, kommt. In Anbetracht der relativ konstanten T4/T8-Ratio führt extreme körperliche Langzeitbbelastung nicht zu einer erhöhten Infektanfälligkieit. Dieser Befund kann bei der Bewertung von Extrembelastungen hinsichtlich Infektionsrisiko und Immunabwehr, insbesondere in der Sport- und Laboratoriumsmedizin, von Bedeutung sein.

6. Literaturverzeichnis

Avloniti AA, Douda HT, Tokmakidis SP, et al. Acute effects of soccer training on white blood cell count in elite female players. International Journal of Sports Physiology and Performance 2007; 2(3):239–49.

Bauer T, Weisser B. Effect of aerobic endurance exercise on immune function in elderly athletes. Praxis 2002; 91(5):153–58.

Baum M, Liesen H. Sports and the immune system. Der Orthopäde 1997; 26(11): 976–80.

Beshgetoor D, Arrues S, McGuire K. Effect of competitive training on T-cell mediated immune function in Master's female athletes. International Journal of Sports Medicine 2004; 25(7): 553–58. Online verfügbar unter doi:10.1055/s-2004-820944.

Bortz J. Statistik für Human- und Sozialwissenschaftler. 6., überarbeitete Auflage, Springer-Verlag, Heidelberg 2005.

Bortz J, Lienert G, Boehnke K . Verteilungsfreie Methoden in der Biostatistik. Springer-Verlag, Berlin 1990.

Brosius F, Brosius G. SPSS. Base System und Professional Statistics. 2. unveränderter Nachdruck, International Thomson Publishing 1998.

Bruunsgaard H, Pedersen BK. Special feature for the Olympics: Effects of exercise on the immune system: Effects of exercise on the immune system in the elderly population. Immunology and Cell Biology 2000; 78(5): 523–31. Online verfügbar unter doi:10.1111/j.1440-1711.2000.t01-14-.x.

Classen M, Diehl V, Kochsiek, K. Repetitorium Innere Medizin. Elsevier-Verlag, München 2004.

Clauß G, Finze FR, Partzsch L: Statistik. Für Soziologen Pädagogen Psychologen und Mediziner. Grundlagen. 5., korrigierte Auflage, Frankfurt am Main 2004.

Dörner, K. Klinische Chemie und Hämatologie. 7. Auflage, Thieme-Verlag 2009.

Ferry A, Picard F, Duvallet A et al. Changes in blood leucocyte populations induced by acute maximal and chronic submaximal exercise. European Journal of Applied Physiology and Occupational Physiology 1990; 59(6): 435–42.

Gabriel H; Kindermann W. The acute immune response to exercise: what does it mean? International Journal of Sports Medicine 1997; 18 (1): 28-45.

Gabriel H; Urhausen A; Kindermann W. Mobilization of circulating leucocyte and lymphocyte subpopulations during and after short, anaerobic exercise. European Journal of Applied Physiology and Occupational Physiology 1992; 65(2): 164–70.

Gleeson M, Bishop NC. The T cell and NK cell immune response to exercise. Annals of Transplantation: Quarterly of the Polish Transplantation Society 2005; 10(4): 43–48.

Guggenmoos-Holzmann I. Modelling covariate effects in observer agreement studies: the case of nominal scale agreement. Statistics in Medicine 1995; 14(20): 2285–88.

Haq A, al-Hussein K, Lee J, et al. Changes in peripheral blood lymphocyte subsets associated with marathon running. Medicine and Science in Sports and Exercise 1993; 25(2): 186–90.

Hasegawa H, Naiki Y. Immune deficiency. Nippon rinsho. Japanese Journal of Clinical Medicine 2004; 62(6): 211–14.

Hoffman-Goetz L, Pedersen BK. Exercise and the immune system: a model of the stress response? Immunology Today 1994; 15(8): 382–87.

Ibfelt T, Petersen EW, Bruunsgaard H, et al. Exercise-induced change in type 1 cytokine-producing CD8+ T cells is related to a decrease in memory T cells. Journal of Applied Physiology 2002; 93(2): 645–48. Online verfügbar unter doi:10.1152/japplphysiol.01214.2001.

Kargotich S, Keast D, Goodman C, et al. The influence of blood volume changes on leucocyte and lymphocyte subpopulations in elite swimmers following interval training of varying intensities. International Journal of Sports Medicine 1997; 18(5): 373–80.

Keast D, Cameron K, Morton AR. Exercise and the immune response. Sports Medicine (Auckland, N.Z.) 1988; 5(4): 248–67.

Keber D. On the use of different correction factors for hemoconcentration. Thrombosis and Haemostasis 1983; 49(3): 245.

Lancaster GI, Khan Q, Drysdale PT, et al. Effect of prolonged exercise and carbohydrate ingestion on type 1 and type 2 T lymphocyte distribution and intracellular cytokine production in humans. Journal of Applied Physiology 2005; 98(2): 565–71. Online verfügbar unter doi:10.1152/japplphysiol.00754.2004.

Malm C, Ekblom O, Ekblom B. Immune system alteration in response to increased physical training during a five day soccer training camp. International Journal of Sports Medicine 2004; 25(6): 471–76. Online verfügbar unter doi:10.1055/s-2004-821119.

Malm C. Exercise immunology: the current state of man and mouse. Sports Medicine (Auckland, N.Z.) 2004; 34(9): 555–66.

Moseley PL. Exercise, stress, and the immune conversation. Exercise and Sport Sciences Reviews 2000; 28(3): 128–32.

Moyna NM, Acker GR, Weber KM, et al. Exercise-induced alterations in natural killer cell number and function. European Journal of Applied Physiology and Occupational Physiology 1996; 74(3): 227–33.

Murphy KP, Janeway CA, Travers P, Walport M. Janeway Immunologie. 7. Auflage Spektrum Akademischer Verlag, Heidelberg 2009.

Neumeier D, Pauls R, Wifling I, et al. Immunophenotyping of lymphocyte subpopulations using monoclonal antibodies in an analytical flow cytometer: evaluation of the method and reference values. Journal of Clinical Chemistry and Clinical Biochemistry 1985; 23(11): 765–75.

Nielsen HB, Pedersen BK. Lymphocyte proliferation in response to exercise. European Journal of Applied Physiology and Occupational Physiology 1997; 75(5): 375–79.

Nielsen HB, Secher NH, Kappel M, et al. Lymphocyte, NK and LAK cell responses to maximal exercise. International Journal of Sports Medicine 1996; 17(1): 60–65.

Nielsen HB. Lymphocyte responses to maximal exercise: a physiological perspective. Sports Medicine (Auckland, N.Z.) 2003; 33(11): 853–67.

Nieman DC. Exercise, infection, and immunity. International Journal of Sports Medicine 1994; 15(3): 131–41.

Nieman DC, Berk LS, Simpson-Westerberg M, et al. Effects of long-endurance running on immune system parameters and lymphocyte function in experienced marathoners. International Journal of Sports Medicine 1989; 10(5): 317–23.

Nieman DC, Nehlsen-Cannarella SL. The immune response to exercise. Seminars in Hematology 1994; 31(2): 166–79.

Nieman DC, Pedersen BK. Exercise and immune function. Recent developments. Sports Medicine (Auckland, N.Z.) 1999; 27(2): 73–80.

Nieman DC, Simandle S, Henson DA, et al. Lymphocyte proliferative response to 2.5 hours of running. International Journal of Sports Medicine 1995; 16(6): 404–09.

Pedersen BK. Physical activity and immune system--a stress model. Ugeskrift for Laeger 2000; 162(15): 2181–85.

Pedersen BK, Bruunsgaard H. How physical exercise influences the establishment of infections. Sports Medicine (Auckland, N.Z.) 1995; 19(6): 393–400.

Pedersen BK, Rohde T, Ostrowski K. Recovery of the immune system after exercise. Acta Physiologica Scandinavica 1998; 162(3): 325–32.

Pedersen BK, Toft AD. Effects of exercise on lymphocytes and cytokines. British Journal of Sports Medicine 2000; 34(4): 246–51.

Potteiger JA, Chan MA, Haff GG, et al. Training status influences T-cell responses in women following acute resistance exercise. Journal of Strength and Conditioning Research / National Strength & Conditioning Association 2001; 15(2): 185–91.

Röcker L, Kirsch KA, Heyduck B, et al. Influence of prolonged physical exercise on plasma volume, plasma proteins, electrolytes, and fluid-regulating hormones. International Journal of Sports Medicine 1989; 10(4): 270–74.

Röcker L, Schmidt HM, Junge B, et al. Changes in laboratory findings due to changes in posture. Das Medizinische Laboratorium 1975; 28(12): 267–75.

Rowbottom DG, Green KJ. Acute exercise effects on the immune system. Medicine and Science in Sports and Exercise 2000; 32(7): 396-405.

Sachs L, Hedderich J. Angewandte Statistik. Methodensammlung mit R. 13., aktualisierte und erweiterte Auflage Springer-Verlag, Berlin 2009.

Scharhag J, Meyer T, Gabriel HHW, et al. Does prolonged cycling of moderate intensity affect immune cell function? British Journal of Sports Medicine 2005; 39(3): 171-7. discussion 171-7. Online verfügbar unter doi:10.1136/bjsm.2004.013060.

Shinkai S, Shore S, Shek PN, et al. Acute exercise and immune function. Relationship between lymphocyte activity and changes in subset counts. International Journal of Sports Medicine 1992; 13(6): 452–61.

Simpson RJ, Florida-James GD, Whyte GP, et al. The effects of intensive, moderate and downhill treadmill running on human blood lymphocytes expressing the adhesion/activation molecules CD54 (ICAM-1), CD18 (beta2 integrin) and CD53. European Journal of Applied Physiology 2006; 97(1): 109–21. Online verfügbar unter doi:10.1007/s00421-006-0146-4.

Thomas L. Labor und Diagnose. Indikation und Bewertung von Laborbefunden für die medizinische Diagnostik. 7. Auflage TH-Books, Frankfurt/Main 2008.

Timmons BW, Cieslak T. Human natural killer cell subsets and acute exercise: a brief review. Exercise Immunology Review 2008; 14: 8–23.

Timmons BW, Hamadeh MJ, Devries MC, et al. Influence of gender, menstrual phase, and oral contraceptive use on immunological changes in response to prolonged cycling. Journal of Aapplied Physiology 2005; 99(3): 979–85. Online verfügbar unter doi:10.1152/japplphysiol.00171.2005.

Wang JS, Lin CT. Systemic hypoxia promotes lymphocyte apoptosis induced by oxidative stress during moderate exercise. European Journal of Applied Physiology 2009; Online verfügbar unter doi:10.1007/s00421-009-1231-2.

Weiss C, Kinscherf R, Roth S, et al. Lymphocyte subpopulations and concentrations of soluble CD8 and CD4 antigen after anaerobic training. International Journal of Sports Medicine 1995, 16(2): 117–21.

Wernecke KD. Angewandte Statistik für die Praxis, Oldenbourg-Verlag 1995.

Woods JA, Davis JM, Smith JA, et al. Exercise and cellular innate immune function. Medicine and Science in Sports and Exercise 1999; 31(1): 57–66.

Zelazowska EB, Singh A, Raybourne RB, et al. Lymphocyte subpopulation expression in women: effect of exercise and circadian rhythm. Medicine and Science in Sports and Exercise 1997; 29(4): 467–73.

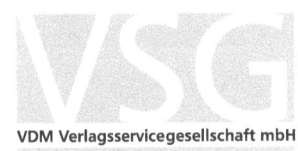

Die VDM Verlagsservicegesellschaft sucht für wissenschaftliche Verlage abgeschlossene und herausragende

Dissertationen, Habilitationen, Diplomarbeiten, Master Theses, Magisterarbeiten usw.

für die kostenlose Publikation als Fachbuch.

Sie verfügen über eine Arbeit, die hohen inhaltlichen und formalen Ansprüchen genügt, und haben Interesse an einer honorarvergüteten Publikation?

Dann senden Sie bitte erste Informationen über sich und Ihre Arbeit per Email an *info@vdm-vsg.de*.

Sie erhalten kurzfristig unser Feedback!

VDM Verlagsservicegesellschaft mbH
Dudweiler Landstr. 99
D - 66123 Saarbrücken
Telefon +49 681 3720 174
Fax   +49 681 3720 1749
www.vdm-vsg.de

Die VDM Verlagsservicegesellschaft mbH vertritt

 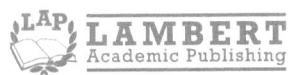 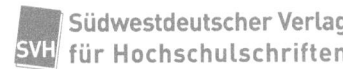

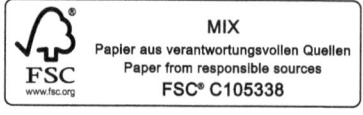

Printed by Books on Demand GmbH, Norderstedt / Germany